Beck | Depression. 100 Seiten

* Reclam 100 Seiten *

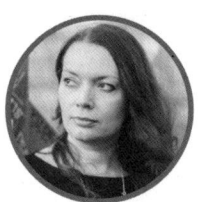

ZOË BECK, geb. 1975, ist Schriftstellerin, Übersetzerin, Dialogbuchautorin und Dialogregisseurin sowie Verlegerin von CulturBooks. Zuletzt erschien ihr Roman *Paradise City* (2020).

Zoë Beck

Depression. 100 Seiten

RECLAM

Warnung: Im folgenden Text wird auch das Themenfeld Suizid behandelt. Sollten Sie Selbstmordgedanken hegen, empfehlen wir Ihnen, sich an die Telefonseelsorge unter 0800/111 0 111 zu wenden.

2021 Philipp Reclam jun. Verlag GmbH,
Siemensstraße 32, 71254 Ditzingen
Dieses Werk wurde vermittelt durch
Verlagsagentur Lianne Kolf, München.
Umschlaggestaltung nach einem Konzept von zero-media.net
Infografiken (S. 56, 78 f.): annodare GmbH, Agentur für Marketing
Bildnachweis: S. 9: Victoria Tomaschko; S. 21: Wikimedia Commons / BruceBlaus; S. 27: Artothek / David Hall; S. 43: Nationalmuseum Oslo; S. 73: Wikimedia Commons / Bibioteca Digital Hispánica; S. 83: Alamy Stock Foto / incamerastock; S. 74: Musée de Picardie; S. 76: Wikimedia Commons / Thomgoe; S. 85: Alamy Stock Foto / IanDagnall Computing; S. 89: Justin Novak; Autorinnenfoto: © Victoria Tomaschko
Druck und Bindung: Eberl & Koesel GmbH & Co. KG,
Am Buchweg 1, 87452 Altusried-Krugzell
Printed in Germany 2022
RECLAM ist eine eingetragene Marke
der Philipp Reclam jun. GmbH & Co. KG, Stuttgart
ISBN 978-3-15-020575-4

Auch als E-Book erhältlich

www.reclam.de

Für mehr Informationen zur 100-Seiten-Reihe:
www.reclam.de/100Seiten

Inhalt

- 1 Unterwassertretbootfahren
- 10 Annäherung an eine Krankheit
- 40 Die beste Freundin der Depression: Angst
- 45 Depression und Drogensucht
- 49 Diagnose und Therapie
- 68 Exkurs: Depression und Krebs
- 72 Von der Melancholie zur Depression
- 84 Todessehnsucht
- 88 Mit der Depression leben

Im Anhang Informationen für Betroffene
Lektüretipps

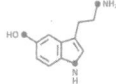

Unterwassertretbootfahren

Der Tag, an dem ich die Diagnose nicht mehr ignorieren konnte, liegt nun 13 Jahre zurück. Ich wohnte damals in Hamburg und hatte aufgrund einer ernsten Erkrankung einige Operationen hinter mir, darunter auch eine nächtliche Notoperation, weil ich fast verblutet wäre. Anders gesagt: Es galt, langsam wieder gesund zu werden. Einerseits schien in dieser Hinsicht alles nach Plan zu verlaufen. Die Ärzt*innen waren zufrieden mit mir und sagten nach jedem Nachsorgetermin, dass alles in Ordnung sei und ich mir keine Sorgen mehr machen müsse. Andererseits glaubte ich, ständig Anzeichen für neue Krankheiten an mir zu entdecken, und blieb den optimistischen Aussagen meiner behandelnden Ärzt*innen gegenüber misstrauisch. Kein Wunder, versuchte ich mich in ruhigeren Momenten zu beruhigen. Nach allem, was in den letzten Monaten passiert war, war es nur normal, dass ich bei jedem Zwicken das Schlimmste vermutete. Schlafstörungen hatte ich schon mein Leben lang gehabt; dass sie schlimmer geworden waren, gehörte jetzt sicherlich einfach nur dazu. Der Unwille, das Haus zu verlassen oder auch nur die Wohnung – das war mir in der Tendenz ebenfalls nicht neu. Bestimmt musste ich mich nur noch etwas schonen, es würde vorbeigehen, und manchmal schaffte ich es ja auch nach draußen. Sicherlich dauerte der Verarbeitungsprozess bei mir einfach nur etwas länger.

Trotz aller bestens zurechtgelegten Ausreden mir selbst und meinem Umfeld gegenüber kam es immer öfter vor, dass ich anlasslos Herzrasen bekam, dazu quälten mich Schwindel, Übelkeit und die feste innere Überzeugung, jede Sekunde zu sterben. So etwas ging nach einer Weile vorüber, kostete mich aber viel Kraft und Energie. Ich wurde immer ängstlicher, schlief noch schlechter, mein Gewicht lag bei knapp fünfzig Kilo, und ich machte mir ununterbrochen Vorwürfe, warum ich nicht besser klarkam. Warum ich nicht so funktionierte, wie ich es von mir erwartete. Wie es allgemein von mir erwartet wurde. Die Ärzt*innen wurden langsam ungeduldig mit mir und hatten keine Antworten auf meine Fragen, sie sagten nur: »Mit Ihnen ist alles in Ordnung, kriegen Sie sich mal wieder ein.«

Eines Nachmittags war es schlimmer als sonst. Die Wohnung, das ganze Haus schien zu schwanken, sogar als ich mich flach hinlegte, hörte es nicht auf. Ich atmete zu schnell, mein Herz raste, ich glaubte, gleich zu sterben, und trotzdem traute ich mich nicht, den Notruf zu wählen, weil ich keine unzumutbare Belastung sein wollte, schließlich hatte man mir mehrfach versichert, mit mir sei alles in Ordnung. Als ich etwas ruhiger atmen konnte, rief ich stattdessen den kassenärztlichen Notdienst an – es war ein Mittwochnachmittag, und die allermeisten Praxen waren geschlossen. Ich sagte der Frau in der Leitung, dass ich nicht wusste, was los war, ich mich aber sehr schlecht fühlte. Sie nannte mir die Telefonnummer des Arztes, der gerade in meiner Nähe Dienst hatte. Dank einem glücklichen Zufall war dieser Arzt Psychiater und Neurologe.

Ich hätte genauso gut an eine Hautärztin oder einen Urologen geraten können.

Rückblickend weiß ich, dass er schon am Telefon eine deutliche Ahnung hatte, womit er es gleich in seiner Praxis zu tun haben würde. Was ich ihm beschrieb, war eine klassische Panikattacke, und als ich ihm sagte, ich könne keinesfalls mit der S-Bahn, aber problemlos mit dem Auto zu ihm kommen, hörte er natürlich einen ganzen Nachtigallenschwarm trapsen.

Der Arzt war allein in seiner Praxis und arbeitete sich durch irgendwelche Unterlagen. Er war schon etwas älter und strahlte kompetente Ruhe aus. Vor allem gab er mir gleich das Gefühl, mich ernst zu nehmen. Er wirkte weder ungeduldig noch in irgendeiner Form überrascht von dem, was ich sagte. Und er hörte ganz genau zu. Er machte sich Notizen, stellte Fragen. Es waren gute Fragen. Wir sprachen recht schnell über Panik- und Angststörungen.

Ich war nicht besonders überrascht. Mit Ängsten hatte ich mein Leben lang zu tun gehabt. Von Höhenangst über Angst vor allem, was flattert, bis hin zu Auftrittsangst (»Lampenfieber« ist ein viel zu harmloser Begriff dafür und beschreibt nicht annähernd die Angstzustände, die bis zum Blackout führen können), dazu noch eine Art ständiger Grundangst vor ungefähr allem. Während ich mir erklären ließ, was sich bei einer Panikattacke im Körper abspielte, was Angst im Körper auslöste, welche Funktion Angst eigentlich hatte und wie es bei manchen Menschen zu Störungen kam, verstand ich eine ganze Menge.

Aber die Anamnese war noch nicht vorbei. Wir redeten insgesamt zwei Stunden, ich beantwortete noch sehr viele Fragen. Gegen Ende bekam ich nicht nur einen neuen Termin, sondern auch die Diagnose. Oder eigentlich mehrere Diagnosen. Agoraphobie (sogenannte Platzangst) mit Panikstörung. Und Depression. Sehr wahrscheinlich auch eine generalisierte Angststörung. Aber ziemlich sicher schon mal die Depression.

Mit allem, was »Angst« im Namen hatte, konnte ich umgehen. Die Depression kam mir weit hergeholt vor. Meinte er nicht eher eine Belastungsreaktion infolge der Operationen? Oder eine, sagen wir, depressive Verstimmung? Das klang irgendwie besser als Depression.

Ich wollte keine Depression haben. Das passte mir nicht in den Terminkalender. Der Arzt schob mir eine Liste mit Psychotherapeut*innen hin (inklusive dezenter Bleistiftpünktchen vor den Namen, die er für geeigneter hielt als andere), dazu Infomaterial und eine weitere Liste mit Notfallnummern.

Als ich zu Hause war, mir die Infos ansah und dazu noch das Internet befragte, verstand ich langsam, was der Arzt damit meinte, ich hätte eine Depression. In den nächsten Wochen erklärte er mir sehr geduldig sehr viel über Hirnchemie und Hormone, über die Vererbbarkeit der Disposition für bestimmte psychische Erkrankungen, über mögliche Auslöser und externe Faktoren. Ich erfuhr viel über unterschiedliche Verlaufsformen und Schweregrade. Die besten Chancen auf Linderung, wenn schon nicht Heilung, sah der Arzt in einer Behandlungskombination aus Tabletten und Verhaltenstherapie. Letzteres hatte ich bereits in die Wege geleitet. Mit dem Thema Tabletten konnte ich mich noch nicht anfreunden. Aber dazu kommen wir später.

Vor allem wurde mir aber bewusst, dass ich nicht erst seit kurzem mit einer Depression zu tun hatte, sondern – ähnlich wie mit den Ängsten – bereits mein Leben lang.

Wie es begann

Wie und wann alles anfing, ist schwer zu sagen. Ich weiß noch, dass ich als Kind immer wieder melancholische Phasen hatte, meist ohne Grund. Ich war unruhig, ängstlich und traurig und wusste nicht, warum. Häufig konnte ich nicht schlafen, weil mich meine Gedanken nicht in Ruhe ließen. Mein Vater, der in solchen Nächten versuchte, mich zum Schlafen zu bringen, nannte diesen Zustand »Weltschmerz«, er hatte kein besseres Wort dafür. Ich war eben ein melancholisches Kind, das sich zu viele Gedanken machte.

Ängste waren von Anfang an mit dem Weltschmerz verbunden, und das ein oder andere traumatische Ereignis blieb beim Heranwachsen nicht aus. Ich war noch im Kindergartenalter, als ich mir jeden Morgen Ausreden überlegte, warum ich auf keinen Fall dort hingehen konnte. Daran änderte sich mit der Schulzeit wenig. Jeder Tag begann mit Unbehagen und der Hoffnung, zu Hause bleiben zu können, und er endete damit, dass mich das destruktive Gedankenkarussell, auf dem sich einzelne Momente des Tages wie ein endloser Vorwurf drehten, in den Schlaf begleitete.

Das prägendste Gefühl meiner Kindheit und Jugend ist das der Nicht-Zugehörigkeit. Gleichaltrigen gegenüber fühlte ich mich fehl am Platz, Mannschaftssport löste Beklemmungen aus, aber auch der Ort, an dem ich aufwuchs – irgendwie passten wir nicht zueinander. Alles wirkte falsch und fremd, nicht einmal innerhalb der Familie fand ich meinen Platz und kam mir wie ein störender Fremdkörper vor. Ich spielte früh schon Klavier, ein Soloinstrument, das auch nicht gerade für soziale Integration sorgte, aber genau das war mir recht. Mit der Pubertät entwickelte ich zwar meine Vorliebe für Musikrichtungen wie Dark Wave oder was man damals Independent nannte, aber ich war auch in dieser Szene nicht wirklich zu Hause. Rückblickend wirkt es so, als wäre ich überall nur Zaungast gewesen, die stumme Beobachterin am Rand. Selbst wenn ich mitten im Geschehen war, wurde ich dieses Gefühl nie los: falsch zu sein, zu stören, nicht akzeptiert zu sein. Nicht dazuzugehören.

Was war der Grund? Eine genetische Veranlagung? Ein familiäres und soziales Umfeld, das mit Kindern wie mir nicht umzugehen wusste? Eine Störung in der Hirnchemie? Alles zusammen? Der innere Druck verschlimmerte sich mit dem hormonellen Chaos der Pubertät. Die verzerrte Körperwahrnehmung, die bei mir mit Selbsthass und Ekel beim Blick in den Spiegel einherging, heißt Dysmorphophobie, aber es dauerte Jahre, bis mir das eine Ärztin erklärte.

Wenn ich versuchte, darüber zu reden, dass es mir nicht gut ging (und präziser konnte ich es nicht fassen), stieß ich auf Unverständnis. Ich hatte schließlich keinen Grund, unglücklich zu sein. Meine Schulnoten waren hervorragend, ich gewann Klavierwettbewerbe, also musste doch alles prima sein. Dass ich mich über Erfolge nicht wirklich freuen konnte, wurde mir als Arroganz ausgelegt. Wie ich mich im Stillen innerlich zerfleischte, weil sich jedes noch so gute Zeugnis, jede noch so wunderbare Urkunde für mich so anfühlte, als hätte ich mich doch nicht genug angestrengt, als müsste ich das nächste Mal viel mehr geben, das bekam niemand mit.

Ich kannte es nicht anders. Ich wusste nicht, wie sich andere Menschen fühlen. Es gab keine Referenz in meinem eigenen Empfinden, kein »Aber irgendwann einmal habe ich mich richtig gut gefühlt«. Ich war einfach so. Das Leben war einfach so. Ich gewöhnte mich daran, dass ich bei Ärzt*innen mit meinen Beschwerden nicht ernst genommen wurde. Es hieß immer nur »Junge Frauen sind manchmal etwas überreizt« (früher nannte man das »Hysterie«) oder »In deinem Alter macht man so etwas schon mal durch«. Die Frage »Hast du vielleicht Stress?« gehörte seit meiner Jugend dazu, wenn ich eine Praxis betrat (und ja, ich hatte Stress, es ging mir nämlich nicht gut).

Eine Ärztin, mit der ich versuchte, über meine Ängste und dunklen Stimmungen zu reden, empfahl mir Bachblüten. Ein Arzt erklärte mir, mein Problem seien die Klavierkonzerte, ich müsse Medikamente nehmen gegen die Auftrittsangst – er schob mir eine Musterpackung Beta-Blocker über seinen Schreibtisch –, und bei allem anderen möge ich mich bitte nicht so anstellen, das bessere sich schon noch mit dem Alter. Als ich mit Anfang zwanzig während des Studiums in Bonn phasenweise nicht mehr mein Zimmer verlassen, dafür aber das nachmittägliche Fernsehprogramm auswendig konnte, riet mir eine Ärztin, Milchprodukte bei der Ernährung wegzulassen. Nach dem Tod meiner Mutter hieß es, ich sei in einer Trauerphase. Man empfahl mir irgendwelche Globuli und pflanzliche Beruhigungsmittel.

Der Psychotherapeut, bei dem ich am längsten in Behandlung war, sprach von einer Anpassungsstörung sowie von einer depressiven Verstimmung, was mir das Gefühl gab, schlecht drauf zu sein und möglicherweise ein paar andere Probleme zu haben, mit Menschen allgemein und Bindungen im Speziellen. Das Wort »Depression« ließ sich umschiffen, ausblenden, stummschalten, weil ich mir darunter erstarrte Menschen mit leeren Blicken vorstellte, die ihr Bett nicht mehr verlassen konnten. Ich hingegen war nur eine verstimmte Person mit diversen Ängsten, die dreimal die Woche zum Therapeuten ging, um zu reden. Diese Therapiestunden hatten sogar einen gewissen Unterhaltungswert und halfen mir, etwas besser durch den Alltag zu kommen, besonders als ich später an Krebs erkrankte und operiert werden musste.

Als mich eine Komplikation zwang, vier Wochen ruhig im Bett zu liegen, breitete sich die Dunkelheit in mir erst so richtig aus und verschmolz mit allen Ängsten, die sich in meinem Kopf finden ließen. Aus dem Haus zu gehen wurde zu einer extremen Mutprobe, die ich selten bestand. Menschen zu treffen war nahezu unmöglich, und wenn, dann nur unter größter Kraftanstrengung, die mich anschließend mehrere Tage lahmlegte. Ich hatte sogar Angst davor, zu schlafen, weil ich es für möglich hielt, nicht mehr aufzuwachen. Jeden körperlichen Vorgang analysierte ich derart, dass er unzweifelhaft ein Alarmzeichen sein musste, mein Katastrophengedankenkarussell drehte sich in Überschallgeschwindigkeit. Morgens aufzustehen war selten eine Option, erst gegen Mittag wurde es besser. Mein ganzer Körper fühlte sich an, als würde ich versuchen, unter Wasser Tretboot zu fahren. Ich kam nicht von der Stelle. Meine Bewegungen liefen in Zeitlupe ab, meine sensorische Wahrnehmung schien getrübt. Es drang so gut wie kein Licht in diese Tiefe, und auf mir lastete tonnenschwer das Wasser. Ich befand mich in einer anderen Welt als alle anderen, und ich konnte diese Unterwasserwelt nicht verlassen, obwohl ich mich ständig abstrampelte, um dort herauszukommen.

Ich war dreiunddreißig Jahre alt und hatte mich viel zu lange mit meinem Zustand abgefunden. Längst hatte ich mich in dieser Dunkelheit mehr schlecht als recht eingerichtet, als es mich noch tiefer in einen Abgrund riss und schließlich gar

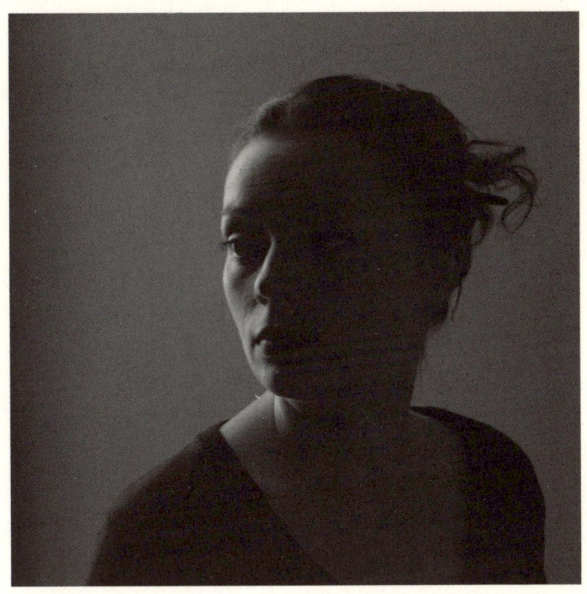

Victoria Tomaschko, Porträtaufnahme der Autorin, Edinburgh 2009.

nichts mehr ging. Es war zu spät, um mit einfachen Methoden aus diesem Loch herauszukommen. Aber ich musste vor allem erst einmal akzeptieren, dass ich es mit einer Erkrankung zu tun hatte, die bereits in meiner Kindheit beschlossen hatte, meine lebenslange Begleiterin zu sein.

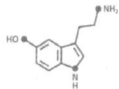

Annäherung an eine Krankheit

Traurig oder erschöpft sind alle mal. Oder niedergeschlagen. Melancholisch. Antriebslos. Überreizt, überfordert, nervös. Man kennt das alles. Man weiß, dass es vorbeigeht, wenn man sich etwas Ruhe gönnt oder sich zusammenreißt oder einfach etwas Zeit verstreichen lässt. Wenn man sich trösten lässt oder rausgeht, um sich abzulenken. Es wird schon wieder.

Die meisten Menschen können klar die Auslöser ihrer Stimmungen identifizieren, was ihnen dann auch dabei hilft, Lösungen zu finden. Manchmal dauert das Identifizieren der Gründe oder das Finden eines Auswegs etwas länger, aber es ist kein Zustand, der dauerhaft bleibt.

Es sei denn ...

Es sei denn, die Trauer setzt sich fest. Die Erschöpfung wird chronisch. Die Nächte bleiben schlaflos, bis man keine Kraft mehr hat. Es sei denn, man empfindet nur noch Leere in sich und kann sich zu nichts mehr aufraffen. Das Einzige, was man dann noch spürt, ist die Verzweiflung darüber, in diesem Loch zu sitzen, ohne Verbindung zum Rest der Welt. Weil es unerklärlich ist, wie man sich fühlt. Weil es keinen erkennbaren Grund dafür gibt. Weil sich Zusammenreißen und Aufraffen keine Optionen sind. Es geht nicht mehr.

Betroffenen fällt es schwer, Außenstehenden ihren Zustand zu vermitteln. Wer nicht selbst schon einmal in diesem tiefen Loch saß, kann es sich nicht vorstellen. Sogar die Betroffenen selbst können sich nach einer schweren depressiven Phase nur noch entfernt vor Augen führen, wie es ihnen in dieser Zeit gegangen sein muss.

Einer der bekanntesten Versuche, den Zustand der Depression zu beschreiben, stammt von Winston Churchill, dem ehemaligen britischen Premierminister. Für ihn war die Depression ein schwarzer Hund, der ihn auf Schritt und Tritt begleitete. Der australische Illustrator und Autor Matthew Johnstone übernahm dieses Bild für sich. Zusammen mit der WHO entwickelte er *Mein schwarzer Hund*, eine entsprechende Geschichte, die als Buch erschien und im Netz auch als Video verfügbar ist. Johnstone fürchtet zunächst den Hund, akzeptiert ihn dann aber als Begleiter, der ihm mal mehr, mal weniger Probleme und Sorgen bereitet. Erst kürzlich erschien der ebenfalls illustrierte *Black Box Blues* von Ambra Durante. Darin schildert die junge Frau ihre Depression als schwarzen Karton, der mal riesig, mal ganz klein ist. Ein anderes Bild zeigt einen schwarzen Tunnel, in dem sie einsam sitzt, ohne zu wissen, ob es einen Ausgang gibt. Betroffene sprechen häufig auch von einer Blase, in der sie gefangen zu sein scheinen, weil sie dadurch von der Außenwelt getrennt sind und keinen richtigen Kontakt aufnehmen können. Das Bild, das ich für mich gefunden habe, ist das Unterwassertretbootfahren. Ich habe nicht danach gesucht, es war eines Tages einfach da, im Gespräch mit meinem damaligen Hausarzt.

Der Autor und Psychologe Andrew Solomon definiert die Krankheit, von der er selbst ebenfalls betroffen ist, wie folgt:

Die Depression ist das Zerrbild der Liebe. Liebesfähig zu sein heißt, im Fall des Verlusts verzweifeln zu können, und die Verzweiflung schlägt sich in Depressionen nieder. Wenn diese uns überkommen, fühlen wir uns völlig erniedrigt und verlieren letzten Endes das Vermögen, lieben oder geliebt werden zu können. Als radikalste Vereinsamung zerstören sie sowohl die Bindungen an andere als auch die Fähigkeit, im Frieden mit uns selbst zu leben. (Andrew Solomon, *Saturns Schatten*, S. 15.)

Die Anzahl der Fehltage aufgrund von Depressionen ist laut Erhebungen der Krankenkassen bei Arbeitnehmer*innen in den letzten Jahren gestiegen, Depressionen führen die Statistik der psychischen Erkrankungen an. (Noch vor gut zehn Jahren gab es deutlich mehr Ausfälle durch Burnout, was sich auch dadurch erklären lässt, dass Depressionen heute besser erkannt werden und mehr Menschen mit depressiven Symptomen ärztliche Hilfe suchen. Burnout gilt genau genommen nicht als eigenständige Krankheit, sondern als ein den Gesundheitszustand beeinflussender Faktor. Unbehandelt kann ein Burnout zu einer Depression führen.)

Etwa jeder fünfte Erwachsene war wenigstens einmal in seinem Leben von einer Depression betroffen. Frauen erkranken doppelt so häufig daran wie Männer, ältere Menschen trifft es eher als junge. Unterschiedlichen Studien zufolge leiden aktuell ca. 5 Millionen Bundesbürger*innen an Depressionen, weltweit sind es nach Einschätzung der WHO 350 Millionen.

Jährlich begehen in Deutschland rund 10 000 Menschen Selbstmord, das sind mehr, als zusammengerechnet durch Verkehrsunfälle, Morde, Aids und Drogen versterben. Über die Hälfte derer, die sich das Leben nehmen, leiden an einer Depression. Dabei handelte es sich deutlich häufiger um Männer als um Frauen.

Wer an einer Depression leidet, ist also kein Einzelfall, im Gegenteil. Und es muss allen bewusst sein, dass es sich um eine sehr ernste Erkrankung handelt, die weitreichende gesundheitliche Konsequenzen (beispielsweise ein erhöhtes Risiko für schwerwiegende kardiovaskuläre Erkrankungen) haben kann. Die gute Nachricht ist aber: Sie lässt sich immer besser behandeln. Was natürlich auch daran liegt, dass auf diesem Gebiet weiter geforscht wird. Aber ein wichtiger Faktor besteht darin, dass immer mehr Menschen bereit sind, über ihre Depressionen zu reden, und dadurch dazu beitragen, sie von ihrem Stigma zu befreien.

Ursachen

Die erste Frage, die ich mir nach der Diagnose stellte, war: »Warum hab ich so was?« Ich wollte wissen, was ich falsch gemacht hatte. Und was ich in Zukunft anders machen musste. Ganz pragmatisch gedacht: Fehlerquelle eruieren, Fehler beheben, fertig. Also fragte ich sämtliche Ärzt*innen, mit denen ich zu tun hatte. Handelte es sich um eine Charakterschwäche? War ich etwa zu labil? Oder – da keimte ein Verdacht in mir – konnte es sein, dass so etwas in der Familie lag? Über gewisse Dinge wurde natürlich nicht gesprochen, aber sicherlich gemunkelt, und gab es da nicht den einen oder die andere Verwandte …? Gab es vielleicht auch noch Dinge, von denen ich schlicht nichts wusste?

Ich bekam jahrelang keine klare Antwort. »Man hat noch nicht ganz genau verstanden, wie eine Depression entsteht«, war noch die ehrlichste Reaktion. »Sie kann viele Ursachen haben. Oft sind es mehrere Faktoren, die zusammenspielen.« In der klinischen Psychologie ist man mittlerweile zu umfassenden Modellannahmen übergegangen, die sowohl biologische als auch soziale und psychische Komponenten beinhalten. Oft wird auch von Vulnerabilitäts-Stress-Modellen (oder Diathese-Stress-Modellen) gesprochen, das heißt: Die betroffene Person bringt eine gewisse Anfälligkeit für eine Depression mit, die genetisch bedingt, aber auch durch soziales Umfeld oder Erziehung erworben sein kann. Trifft im Verlauf des Lebens diese Neigung auf bestimmte Stressoren (also Auslöser), kann sich eine Depression entwickeln.

Die genetische Veranlagung kann ein biologischer Faktor sein. Es gibt zahlreiche Familien- und Zwillingsstudien, die Hinweise auf die Vererbbarkeit der Krankheitsneigung geben. Wer Depressionspatient*innen in der Familie hat, kann selbst statistisch gesehen leichter an einer Depression erkranken. Man schätzt, dass die Gefahr dann dreimal höher ist, wenn eine Verwandtschaft ersten Grades (Eltern, Geschwister) mit einer erkrankten Person vorliegt.

Auch die Erziehung bestimmt zum Teil, ob ein Mensch im Laufe seines Lebens eine Depression entwickelt. Wenn Kinder ein überbehütetes Umfeld haben, in dem sie häufig vor den Gefahren dieser Welt gewarnt werden, kann dies ebenso negative Auswirkungen haben wie das Aufwachsen in einem Krisengebiet oder während einer Pandemie. Bekommen Kinder elterliche Konflikte und Probleme zu spüren, ist dies ein möglicher weiterer Faktor, wie alles, was Menschen tiefgreifend verunsichert und verletzlicher macht. Dazu zählen auch schwierige Eltern-Kind-Beziehungen, frühe Verlusterfahrungen wie der Tod eines Elternteils oder einer anderen Bezugsperson sowie natürlich andere traumatische Erlebnisse wie Unfälle, Krankheiten, Trennungen, Mobbing, sexuelle Misshandlungen und vieles mehr.

Kein Kind wächst vollkommen frei von schwierigen Situationen auf. In jeder Familie kommt es zu Streit, jederzeit können Geschwister oder Großeltern schwer erkranken, niemand ist vor Unfällen oder Schicksalsschlägen gefeit. Wie Eltern oder die für die Erziehung zuständigen Personen den Kindern gegenüber mit Krisensituationen umgehen, wie sich dies bei jedem einzelnen Kind auswirkt und ob ein Kind die entsprechende Veranlagung zur Entwicklung einer Depression hat, all das wird im Laufe des Lebens bestimmen, ob es zu einer Erkrankung kommt oder nicht, und entscheidende Faktoren lassen sich entsprechend erst rückblickend identifizieren. Manche Kinder erweisen sich als sehr robust oder resilient und kommen trotz widriger Umstände gesund und stabil durchs Leben. Andere finden nur schwer ihren Frieden, obwohl sie – vermeintlich objektiv betrachtet – kaum Schwierigkeiten in ihrer Kindheit hatten.

Wieso sind die einen extrem schüchtern und gehemmt, die anderen ausgeglichen und selbstzufrieden? Wieso sind manche übertrieben streng mit sich und verzeihen sich nicht die kleinsten Fehler, und andere gehen entspannt mit Missgeschicken um? Wieso neigt das eine Kind zur Melancholie, und das andere ist der reinste Sonnenschein? Es ist in der Regel ein Zusammenspiel aus Erziehung, genetischer Veranlagung und den äußeren Umständen, das unser Leben bestimmt. Prägend sind dabei Grundüberzeugungen und Glaubenssätze, die mit dem Erziehungsstil der Eltern und dem sozialen Umfeld zusammenhängen und die wir uns zu eigen machen. Daraus entwickeln wir innerpsychische Muster, mit denen wir uns auch später noch die Welt erklären. Diese Muster beeinflussen unsere Interaktionen. Ein Klassiker ist beispielsweise: »Jungs weinen nicht.« Oder: »Wer um Hilfe bittet, ist schwach.« Oder Verhaltensregeln, wie sich »anständige Mädchen« zu benehmen haben. Wenn wir so etwas oft genug zu hören bekommen und unser soziales Umfeld entsprechend agiert, verhalten wir uns entsprechend, oft ein Leben lang.

Auch wer nicht von Kindheit an ein eher düsteres Gemüt hat oder von Selbstzweifeln zerfressen ist, kann im Laufe des Lebens in eine Depression rutschen. Schwere Schicksalsschläge können dazu führen, es sind dieselben, die auch eine Kindheit negativ beeinflussen: Stressoren wie Trennungen, Todesfälle, Kündigung, ein Unfall, Armut, schwere Traumata. Aus Trauer kann eine Depression werden, genauso wie aus einem sogenannten Burnout. Die andauernde Ausschüttung von Stresshormonen begünstigt Depressionen, ebenso wie körperliche Erkrankungen, die den Hormonhaushalt oder andere biochemische Prozesse beeinflussen, oder die Einnahme von Medikamenten. Eine Krebserkrankung, eine Organtransplantation, jede beliebige chronische Krankheit kann ein Faktor sein, allein schon durch das Wissen, dass man nicht mehr als »gesund« gilt, weil man ständig Schmerzen hat oder besonders vorsichtig im Alltag sein muss. Man könnte auch sagen: Alles, was einen aus der Bahn wirft, eignet sich dazu, ein Auslöser zu sein. Die meisten finden wieder in ihren Alltag zurück, aber manche versinken in der Depression.

In welche dieser beiden Richtungen es geht, hat auch damit zu tun, inwieweit man die Erfahrung gemacht hat, wichtige Dinge im Leben kontrollieren zu können. Ausgehend davon prägten die Psychologen Martin E. P. Seligman und Steven F. Maier in den 1960er Jahren den Begriff der »Erlernten Hilflosigkeit«, der die Grundlage für eine gleichnamige psychologische Depressionstheorie wurde. Sie erklärt die Entstehung und Aufrechterhaltung einer Depression damit, dass die Patient*innen auf Basis ihrer Lernerfahrungen glauben, keinen Einfluss darauf zu haben, dass sich ihre Lebenssituation verändert, und außerdem an diesem Zustand der Hilflosigkeit selbst schuld zu sein. Es ist eines von verschiedenen Modellen, wie sich Depressionen psychologisch erklären lassen – letzten Endes ist dies aber auch nur eine von vielen Theorien, und wie bereits erwähnt spielen immer mehrere Aspekte eine Rolle dabei, wie sich die Erkrankung entwickelt.

Nicht zu unterschätzen sind bestimmte soziale Faktoren. Menschen, die allein leben, wenige soziale Kontakte haben oder schlecht bis gar nicht in eine Gemeinschaft eingebunden sind, sind statistisch gesehen öfter von Depressionen betroffen. Hier zeigt sich die Henne-Ei-Problematik: Wenn Menschen depressiv sind, haben sie Schwierigkeiten, Kontakte aufrechtzuerhalten, und schotten sich ab. Das Fehlen sozialer Interaktionen verstärkt wiederum die depressive Stimmung, wodurch es immer schwieriger wird, sich aus diesem Teufelskreis zu befreien. Was war zuerst da? Das Alleinsein oder die Depression? Statistiken zeigen auch, dass in Großstädten mehr Depressive leben als in ländlichen Regionen. Liegt das am Stress, an fehlenden Grünflächen, zu kleinen Wohnungen, zu viel Lärm? Liegt es daran, dass Großstadtbewohner*innen eher zu Einsamkeit neigen? Oder sind sie einfach nur eher bereit als Kleinstädter*innen, Fachleute aufzusuchen, die entsprechende Diagnosen stellen?

Tatsächlich gibt es in Großstädten deutlich mehr Risikofaktoren. Lärm führt zu Stress. Die Nächte sind unruhiger und heller als auf dem Land, was Schlafstörungen verursachen kann. Beengter Wohnraum und vor allem fehlendes Grün fördern nachweislich depressive Verstimmungen. (Wer im Krankenhaus ein Fenster mit Blick auf einen Park oder Bäume hat, wird schneller gesund.) In Großstädten finden sich mehr Firmen, die von ihren Angestellten eine ungesunde Arbeitsweise verlangen, mit zu vielen Überstunden, kaum Ruhepausen, dauernder Erreichbarkeit, schlechter Ernährungsweise, hohem Konkurrenzdruck usw. Nicht nur dauerhafte Überforderung, auch Unterforderung ist ein Problem. Monotone Jobs wie auch Arbeitslosigkeit machen unglücklich.

Von beidem sind in erster Linie Menschen mit niedrigem Bildungsabschluss betroffen, die wiederum in entsprechend beengten Verhältnissen leben. Deshalb findet sich der geringe Bildungsgrad in den Statistiken als Risikofaktor, was im ersten Moment irreführend ist: Nicht der Hauptschulabschluss selbst löst eine Depression aus, sondern die Lebensumstände, mit denen sich die Personengruppe mit diesem Bildungsgrad voraussichtlich konfrontiert sehen wird, die Armut, in der sie möglicherweise leben wird. Das Problem ist weniger beim Individuum zu suchen, es liegt vielmehr im gesellschaftlichen Umgang mit Menschen, die keinen hohen Bildungsgrad haben. Die leistungsorientierte Gesellschaft gesteht ihnen häufig nur ein eintöniges, prekäres Arbeitsumfeld und ein ebenso monotones Wohnumfeld zu. Hinzu kommt, dass ihre Möglichkeiten zur kulturellen und sozialen Partizipation sehr gering sind. Auf diese Weise wird eine ganze Schicht gesellschaftlich ausgegrenzt, was zu mehr psychischen und auch physischen Erkrankungen führt als in anderen Schichten, und daraus folgt eine höhere Depressionsrate.

Ein Ministerium gegen die Einsamkeit

Einsamkeit, besonders im Alter, gilt als wichtiger depressionsauslösender Faktor. Um den gesundheitlichen Folgen der Einsamkeit entgegenzuwirken, wurde in Großbritannien als erstem Land der Welt eine Ministerin für Einsamkeit ernannt, die die Maßnahmen der Regierung gegen diese »Epidemie im Verborgenen« koordinieren soll.

Schon vor den Corona-Lockdowns hatte das Vereinigte Königreich damit ein riesiges Problem: London gilt als eine der einsamsten Städte, was nicht zuletzt an der Bauplanung liegt. Dies soll sich ab sofort durch mehr Grünflächen und weitere Möglichkeiten für soziale Treffpunkte ändern.

Die Strategie gegen Einsamkeit sieht außerdem vor, dass Hausärzt*innen einsame Menschen an Sozialarbeiter*innen überweisen dürfen, damit diese ihnen unterstützend zur Seite stehen. Angebote wie Kochkurse, Wanderclubs oder Kunstkurse sollen allen zugänglich sein, um die Betroffenen aus ihrer Einsamkeit zu holen.

Was geschieht nun eigentlich im Gehirn von depressiven Menschen? Möglicherweise sind bestimmte Botenstoffe aus dem Gleichgewicht geraten, im Verdacht hatte die Forschung jahrzehntelang vor allem Serotonin, aber auch andere Stoffe wie Noradrenalin und Dopamin; die Konzentration dieser Neurotransmitter könnte in depressiven Gehirnen zu niedrig, der Stoffwechsel gestört sein. Von der Theorie, dass nur ein einziger dieser Stoffe, nämlich Serotonin, für eine Depression verantwortlich ist, geht mittlerweile niemand mehr aus. Aber in Bezug auf die Frage, welche Stoffe wie und warum für eine Depression verantwortlich sind, geht das Rätselraten in der Wissenschaft weiter.

Eine Auffälligkeit hat sich in bildgebenden Verfahren gezeigt: Bereiche wie der Hippocampus und der präfrontale Cortex sind bei Depressiven signifikant kleiner. Auch zeigen sich Veränderungen im limbischen System. Das limbische System ist mit Strukturen wie dem Hypothalamus unter anderem für die Ausschüttung körpereigener Endorphine zuständig, es kontrolliert Emotionen wie Wut oder Freude, hat Einfluss auf unser Sexualverhalten sowie unser Gedächtnis und steuert vegetative Vorgänge wie Verdauung, Atmung, Herzschlag oder den Schlaf-Wach-Rhythmus. Bei Depressionspatient*innen ist das Gehirn in einem Dauerstresszustand. Einige Bereiche, die dem limbischen System zugeschrieben werden, sind überaktiv, während die kortikalen Regionen, die für so etwas wie rationales Denken und emotionale Kontrolle zuständig sind, herunterfahren. Diese Schieflage führt dazu, dass das Gehirn auf

Balken (Corpus callosum)

Teile des Zwischenhirns

vordere Thalamuskerne

Hypothalamus

Mamillarkörper

Das limbische System

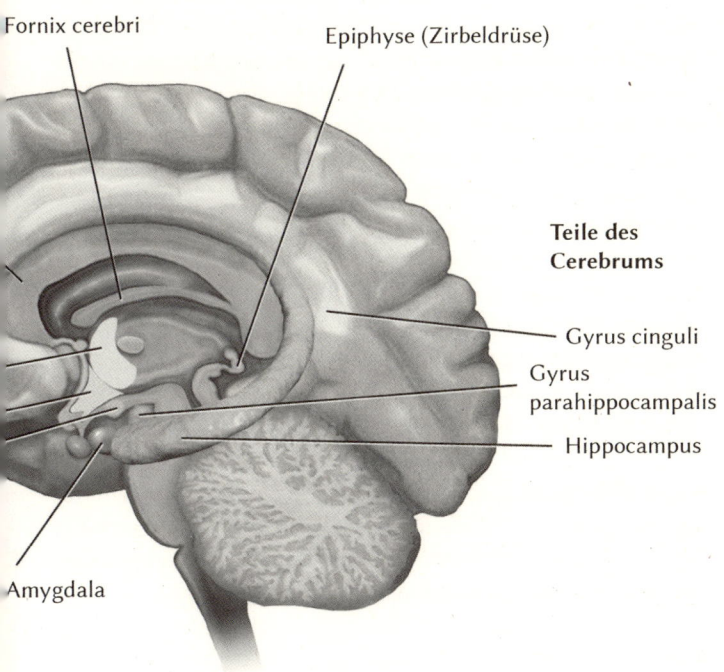

Schematische Darstellung des limbischen Systems.

negative Impulse deutlich stärker reagiert als auf positive. Eine gute Nachricht verklingt, ohne Eindruck zu hinterlassen, eine schlechte wird riesengroß und bestimmt tagelang das Denken.

Dass Frauen doppelt so häufig an Depressionen erkranken, liegt nicht etwa einfach daran, dass sie eher bereit sind, sich medizinischem Fachpersonal anzuvertrauen und behandeln zu lassen. Die Ursache kann oft hormonell sein, entsprechend treten depressive Phasen gehäuft während der Wechseljahre auf. Krisen nach der Geburt sind ebenso ein wichtiger Faktor. Auch kann es alle vier Wochen während des prämenstruellen Syndroms zu depressiven Verstimmungen kommen. Diese hormonell bedingten Stimmungstiefs können aber nicht der alleinige Grund dafür sein, dass Frauen so viel häufiger betroffen sind als Männer, zumal sich diese Ursachen leicht identifizieren lassen. Die Sachlage ist (mal wieder) sehr viel komplexer, zumal psychosoziale Aspekte eine wichtige Rolle spielen: die gesellschaftlichen Erwartungen an Frauen, was Mutterschaft und Karriere angeht; das geringere Einkommen von Frauen und die damit verbundene Abhängigkeit (bei heterosexuellen Paaren) vom besserverdienenden Mann; der Mental Load, der auf Frauen lastet, sowie die damit verbundene Care-Arbeit (Kinderbetreuung und Haushalt), die zu einem hohen Prozentsatz an ihnen hängenbleibt, was letztlich zu einer Überforderung, zu unerfüllbarem Anspruchsdenken und Dauerstress führen kann.

Symptome

Rückblickend glaubt eine betroffene Person, den ungefähren Zeitpunkt ausmachen zu können, an dem alles begann. Während man allerdings dabei ist, eine Depression zu entwickeln, ist man sich dessen kaum bewusst. Vor allem, weil die anfänglichen Symptome zu unspezifisch sind und sich zunächst nicht ohne weiteres sagen lässt, worauf die Beschwerden gerade hinauslaufen. Wer mit Bauch-, Rücken- oder Kopfschmerzen in eine Praxis kommt, wird entsprechend dieser Symptomatik behandelt, und erst wenn sich die Symptome nicht lindern lassen, obwohl kein körperlicher Befund vorliegt, oder wenn die Beschwerden ständig wechseln, ebenfalls ohne einen greifbaren Befund, könnte die behandelnde Ärztin auf die Idee kommen, dass die Psyche des Patienten etwas mitzuteilen hat. Bis dahin ist häufig schon sehr viel Zeit vergangen.

Die diffusen Beschwerden sind vielfältig: Neben den genannten Kopf-, Bauch- oder Rückenschmerzen kann eine andauernde Müdigkeit ein verräterisches Zeichen sein. Man fühlt sich ständig ausgelaugt, hat keine Energie mehr und könnte den ganzen Tag schlafen. Oder wenigstens auf der Couch sitzen und nichts tun. Anfangs sind es nur die unliebsamen Dinge, zu denen man sich nicht mehr aufraffen kann. Oder besonders anstrengende Tätigkeiten. Natürlich gibt es eine ganze Reihe guter Gründe, warum man sich so fühlen könnte: Vielleicht ist man seit langer Zeit überarbeitet, anstrengende Projekte liegen hinter einem. Vielleicht ist gerade das Wetter ganz furchtbar. Vielleicht hat man tatsächlich irgendeinen Vitaminmangel. Und zum Glück gehen solche Phasen ja auch oft vorbei.

Wenn aber als Nächstes auch die Dinge, die sonst immer Spaß gemacht haben, nicht mehr dafür sorgen, dass man sich aus dem Sessel hievt, wenn sämtliche Interessen nachlassen und man selbst für sexuelle Reize weniger empfänglich ist als üblich, kann dies ein deutliches Zeichen sein. Diese mangelnde Energie, diese Lustlosigkeit kann manchmal sogar zu zeitweiser Apathie führen. Das muss nicht bedeuten, dass die betroffene Person starr in der Ecke sitzt. Sie ist allerdings fast allem gegenüber, was um sie herum geschieht, vollkommen gleichgültig und scheint keinerlei tiefergehende Empfindungen mehr zu haben.

Bei vielen lässt sich auch eine missgestimmte Grundhaltung, eine gewisse Gereiztheit ausmachen, bis hin zur Aggression. Wie das mit der Energielosigkeit zusammenpasst? Man merkt ja selbst, dass etwas nicht stimmt. Man spürt den Druck, etwas tun, sich aufraffen zu müssen. Nicht selten kommt dieser Druck von außen, ob nun in Form von Deadlines im beruflichen Umfeld oder weil andere Menschen einen dazu auffordern, etwas zu unternehmen. Dabei macht es keinen Unterschied, ob diese Aufforderungen ermunternd gemeint sind (»Draußen ist doch so schönes Wetter!«) oder verständnisloses Drängen ausdrücken (»Stell dich nicht so an, du hast schließlich noch viel zu erledigen!«). Was ansonsten höchstens ein Augenrollen bei der angesprochenen Person hervorruft, kann im Falle einer depressiven Verstimmung dazu führen, dass ein Pulverfass explodiert. Man ist extrem dünnhäutig und verletzlich, wenn man an dem Punkt angelangt ist, sich ganz in sich selbst zurückzuziehen. Alles ist in dieser Phase zu viel, wirklich alles, man sieht nur noch das Negative, und solange diese Überforderung noch spürbar ist, reagiert man gereizt.

Die einen brechen in Tränen aus, werden möglicherweise laut und sagen Dinge, die sie später bereuen. Andere knallen die Tür zu und reden gar nicht mehr. Wieder andere werden gewalttätig. Letzteres Verhalten kommt statistisch häufiger bei Männern vor, aber nicht ausschließlich. Ich kenne tatsächlich einige Frauen, bei denen die Gereiztheit in Aggression umschlägt. Besonders häufig geschieht das während der Zeit vor der Monatsblutung, während der Schwangerschaft und der Wechseljahre, wenn also diese deutlich auf hormonelle Veränderungen zurückzuführenden depressiven Phasen einsetzen. Dieses Verhalten gerade bei Frauen ausschließlich auf

> **Wie sich das Verhalten von Frauen und Männern während einer Depression angeblich unterscheidet:**
>
> - Frauen geben sich die Schuld an der Depression; Männer geben sie oft anderen.
> - Depressive Frauen fühlen sich üblicherweise traurig, wertlos, lethargisch, ängstlich, nervös, abgestumpft; depressive Männer neigen dazu, gereizt, unruhig, fahrig, wütend zu sein.
> - Frauen sind in diesen Phasen eher ängstlich; Männer schotten sich ab und sind auf der Hut.
> - Frauen meiden Konflikte; Männer tendieren dazu, Konflikte zu schaffen.
> - Frauen wenden sich zur Depressionsbewältigung Essen und Gesprächen mit Freund*innen zu; Männer bevorzugen Alkohol, Medienkonsum, Sex, Sport.
> - Frauen fällt es leichter, über ihre Gefühle, ihre Selbstzweifel und Resignation zu reden; Männer verbergen diese Gefühle, weil sie sie als Zeichen von Schwäche wahrnehmen.

die Hormone zurückzuführen wäre allerdings zu einfach, zu gefährlich und vor allem schlicht sexistisch. Bei Frauen wie auch bei Männern führt das andauernde Gefühl der Überforderung, des Nicht-Genügens und der Hilflosigkeit zu ansonsten untypischen Überreaktionen. Eine Frau, mit der ich gesprochen habe und deren Aggressionen keinen nachweisbaren Zusammenhang mit ihrem Hormonhaushalt haben, formulierte es wie folgt: »Es ist, als wäre ich fremdbestimmt. Etwas anderes übernimmt die Kontrolle, ich kann nichts dagegen tun. Hinterher begreife ich nicht, wie es dazu kommen konnte und was da überhaupt los war.« Eine andere Betroffene erzählte, dass sie nach solchen Ausbrüchen weinend zusammenbricht und sich schrecklich schämt, was die Situation nur verschlimmert.

Typisch sind Schlafstörungen. Depressive Menschen haben einen extrem gestörten Schlaf-Wach-Rhythmus und sind weit von erholsamem Schlaf entfernt – was wiederum die Reizbarkeit erhöht. Oft wird berichtet, dass die Nächte viel zu früh enden und man dann nicht mehr einschlafen kann. Der Schlafmangel rächt sich am Tag mit noch größerer Müdigkeit. Viele, darunter ich, finden nachts gar keinen Schlaf, erst in den frühen Morgenstunden stellt sich langsam Ruhe ein. Andere können nicht durchschlafen, sondern wachen alle paar Stunden auf. Die erhöhte Müdigkeit führt zwar bei einigen Betroffenen dazu, dass sie – besonders tagsüber – mehr schlafen. Aber auch dann ist der Schlaf oft unregelmäßig und bringt selten Erholung.

In meiner Familie gab es eine Frau, die nachts kaum schlafen konnte. Sie schlief zwar früh ein, war dann aber nach gut zwei Stunden wieder wach, und die Nacht war vorbei. Sie wälzte sich verzweifelt herum, und erst wenn die Sonne langsam aufging und die Vögel anfingen zu zwitschern, fand sie Ruhe. Leider klingelte dann um sieben Uhr erbarmungslos der Wecker. Ich war noch ein Kind, als ich die Gespräche darüber mitbekam, und ich stellte natürlich die Frage, warum sie nicht einfach morgens schlief und erst zur Arbeit ging, wenn sie ausgeschlafen war. Ein skandalöses Konzept! Die Erwachsenen reagierten mit ungläubigem Kopfschütteln. Morgens hatte man wach zu sein, nur besonders faule oder zwielichtige Gestalten schliefen zu dieser Zeit!

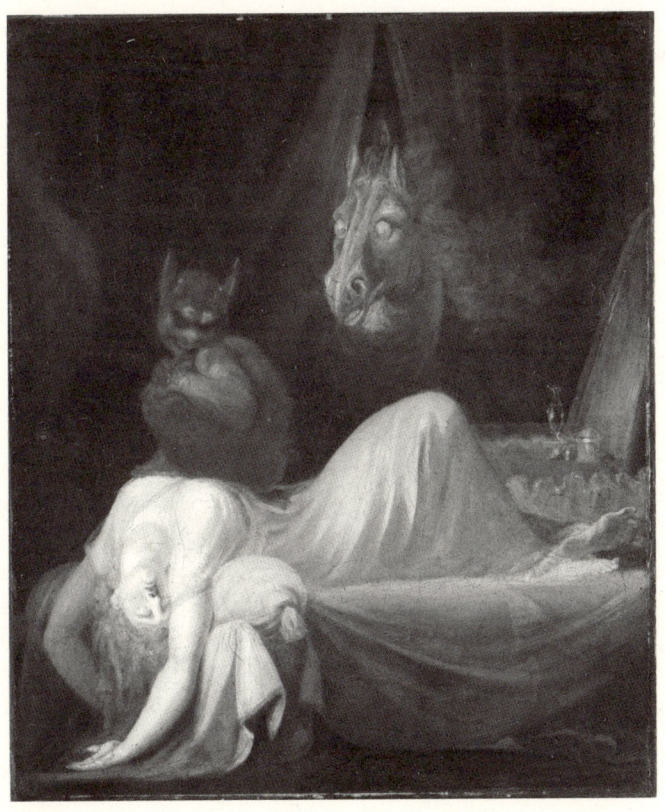

Johann Heinrich Füssli, *Der Nachtmahr*, Öl auf Leinwand, 1790/91

(Ich habe mich zu einer dieser zwielichtigen Gestalten entwickelt. Statt wach und grübelnd im Bett zu liegen, mache ich einfach etwas anderes und schlafe dann, wenn ich wirklich schlafen kann. Was auch nur geht, weil ich freiberuflich arbeite. Und an manchen Tagen oder bei manchen Projekten ist es nicht möglich, dann geht es mir wie meiner Verwandten. Ich arbeite aber weiter daran, meinen Rhythmus umzustellen, besonders im Winter, um wenigstens etwas Tageslicht zu sehen. Wir haben besonders unter den Frauen in meiner Familie viele Eulen, auch extreme Eulen wie mich. Warum es gesellschaftlich anerkannter ist, eine Lerche zu sein, leuchtet mir schlicht nicht ein. Wenn mich jemand »Langschläferin« nennt, reagiere ich entsprechend unwirsch. Lang schlafen wäre einerseits wirklich mal schön. Andererseits: Wenn ich wirklich einmal lang schlafe, bedeutet es für mich meist, den ganzen Tag zu verschlafen, weil sich wieder eine schwerere depressive Phase ankündigt. Und ausgeruht bin ich dann auch nicht.)

Schlaftabletten wurden nicht nur in Gesprächen über meine Verwandte häufiger diskutiert – sie war nicht die einzige Frau, die nachts nicht schlief –, und ich lernte gleich eine wichtige Lektion für mein späteres Leben: Schlaftabletten sind keine Lösung. Weder bringen sie erholsamen Schlaf, noch sorgen sie dafür, dass man morgens gut aus dem Bett kommt.

Die unangenehmsten Stunden des Tages sind – nicht nur wegen der durchwachten Nächte – häufig morgens. Das oft zitierte Morgentief der Depressiven zieht sich gern in den Nachmittag hinein, später wird die Stimmung langsam besser, und am Abend fühlt man sich vergleichsweise gut – auch die anderen Symptome schwanken, was Stärke und Ausprägung betrifft, im Tagesverlauf. Die Unfähigkeit, während dieser Tiefs simple, alltägliche Dinge zu erledigen, lässt sich schwer vermitteln, und es ist daher kaum verwunderlich, dass sich Betroffene häufig Vorwürfe von Kolleg*innen, Freund*innen, Partner*innen, Verwandten anhören müssen: Man müsse sich einfach mal zusammenreißen. Wenn die Vorstellung, die

Spülmaschine auszuräumen, dazu führt, dass man den ganzen Tag nichts anderes mehr machen kann und am Ende nicht einmal eine einzige Tasse aus der Maschine in den Schrank gestellt hat – wie soll man das erklären? Man kann es sich ja nicht einmal selbst erklären. Die einzige Antwort in dem Moment lautet: Es ist einfach zu viel! Ohne dass man weiß, was genau zu viel ist und warum.

Ich klagte bei meiner Verhaltenstherapeutin einmal, wie unendlich mühsam es mir erschien, besagte Spülmaschine auszuräumen, was bewirkte, dass mich der Gang in die Küche zu sehr bedrückte, was wiederum dazu führte, dass ich den ganzen Tag das Schlafzimmer nicht verlassen wollte. »Ich denke, es dauert den ganzen Tag, die Maschine auszuräumen«, sagte ich ihr, »und das schaffe ich natürlich nicht, und dann mache ich gar nichts mehr.« (Ich war damals in einer wirklich schlechten Phase.) Sie versuchte es auf rationalem Weg mit der Frage: »Wissen Sie, wie lange es dauert, eine Spülmaschine auszuräumen?« Und ich sagte: »Ja, keine fünf Minuten.« Das ist Teil des Elends: Man weiß einerseits, dass man an lächerlichen Dingen scheitert. Und andererseits kann man nichts dagegen tun. Man scheitert an ihnen im vollen Bewusstsein darüber, um welche Kleinigkeiten es sich handelt.

Und dann ist da noch das Grübeln. Das ewige gedankliche Sezieren und Herumbohren. Wie man sich denken kann, werden dabei keine schönen Luftschlösser gebaut. Alles wird hinterfragt, umgestoßen, schlechtgemacht, verdreht, negativ interpretiert. Es gibt nur eine Richtung, nämlich abwärts, und es gibt nur schwarze Schatten, keinen Hoffnungsschimmer, nirgends. Das Grübeln kommt am liebsten dann, wenn sich Ruhe einstellen sollte oder wenn man versucht, Schlaf zu finden. Die Geister der Vergangenheit tauchen auf, die Dämonen der

Gegenwart setzen sich auf Schulter und Brust, die Denkspirale dreht sich unaufhaltsam und zieht das Gemüt immer tiefer in den Abgrund. Weniger dramatisch ausgedrückt: Alltägliche Probleme werden zu ausweglosen Situationen, kleine Ärgernisse blähen sich zu Katastrophen auf. Eine nüchterne Betrachtung ist nicht mehr möglich. Es ist kein Grübeln, das am Ende zu einer brauchbaren Lösung führt. Die Gedanken drehen sich endlos im Kreis. Selbst in Gesprächen mit vertrauten Personen lässt man nicht davon ab und bleibt unempfänglich für andere Argumente, Ratschläge oder Hilfsangebote. Wer nicht versteht, dass das Schiff dabei ist, auf Grund zu laufen, dem misstraut man zutiefst, man wird ungeduldig und wehrt sich gegen jede Form von Zuspruch und Aufmunterung. Die anderen Menschen scheinen schlicht nichts zu begreifen, sie nehmen einen nicht ernst und sind blind für das ganze Elend.

Ein weiterer Bereich, den das vegetative Nervensystem steuert, ist maßgeblich durch die Depression beeinflusst: die Verdauung. Appetitlosigkeit wird oft als Symptom angeführt, und viele Betroffene nehmen dramatisch ab, weil sie nichts mehr essen können. Oder wenn sie etwas essen, bleibt es nicht lange bei ihnen. Manche erbrechen sich, weil die Magennerven nicht mitspielen, manche bekommen Durchfall. Bisweilen geschieht auch, je nach Depressionsphase, das Gegenteil: Man isst zu viel, um sich zu beruhigen oder zu trösten, selbst wenn man gar keinen Hunger hat. Verstopfung kann sich ebenfalls einstellen, weil alles im Körper lahmgelegt scheint. Das Denken, das Handeln, alles ist schwerfällig und verläuft in Zeitlupe, während das echte Leben im Schnellvorlauf an einem vorbeizurasen scheint ...

Auch das gehört dazu: sich nicht mehr konzentrieren zu können. Ständig ist man zerstreut, vergisst Dinge und kommt mit der Arbeit nicht voran. Lesen macht keinen Spaß mehr, weil nach jedem Satz die Gedanken abschweifen oder man nicht mehr in der Lage ist, diesen Wörtern Sinn zu entlocken. Eine Serie oder einen Film zu schauen ist nicht viel erbaulicher, ständig verläuft man sich dann doch im eigenen Kopf, interessiert sich nicht für das, was da gerade gezeigt wird, oder hat den Drang, nebenbei doch noch etwas anderes zu machen, weil man gelangweilt ist. Beim Einkaufen vergisst man die Hälfte, zu Hause geht man in einen anderen Raum und weiß nicht mehr, was man dort wollte, und welcher Tag war heute doch gleich, standen da irgendwelche Termine an? Wenn man nur wüsste, wo man den Kalender hingelegt hat. Besonders unangenehm sind Gespräche mit anderen Menschen, weil man ihnen nicht mehr richtig folgen kann, was auch an der Erschöpfung liegt und der Unfähigkeit, Empathie zu entwickeln. Fahrig versucht man, zuzuhören und angemessen zu reagieren, hat aber schon wieder vergessen, wovon anfangs die Rede war. Bei Älteren führen diese Symptome manchmal zu einer Fehldiagnose in Richtung Demenz, eine differenzierte Abklärung ist in solchen Fällen sehr wichtig, um keine Fehlbehandlung zu provozieren. Die sogenannte Pseudodemenz lässt sich gut behandeln, die Symptome verschwinden anschließend.

Stichwort Empathie: Die Betroffenen merken selbst, dass sie nicht so funktionieren und reagieren, wie sie es sonst tun. Oft erkennt man es nicht sofort, aber irgendwann wird man sich des Ganzen doch bewusst und denkt: Ich mache alles falsch. Allein dieses »falsch« ist eine leidfördernde Einordnung, die von außen kommt, aber wie will man sich von der Außensicht so ohne weiteres lösen? Man spürt die Erwartungen anderer Menschen, man ist sich des sozialen Drucks bewusst, man trägt all das genauso in sich selbst, wie man es ein Leben lang gelernt hat. Es wäre einfacher, wenn depressive Menschen gar nicht bemerken würden, wie sie auf andere wirken. Bei besonders schweren Verläufen ist es ihnen egal, es gibt aber eben auch Phasen, in denen man durchaus in der Lage ist, den Alltag halbwegs zu meistern und noch unter Menschen zu gehen.

Wer das schafft, sieht sich dazu gezwungen, Theater zu spielen. Man ist ständig damit beschäftigt zu überlegen, was in welcher Situation die angemessene Reaktion ist, also das zu tun, was Nicht-Depressive automatisch können – was man selbst automatisch gemacht hat, als man noch nicht diese Erkrankung hatte. Eine gute Nachricht? Moment, wie war das gleich … Lächeln, ja richtig! Der Kollegin ist etwas Unangenehmes in der S-Bahn passiert? Sekunde, da muss man … genau: bedauernde, mitleidige Töne von sich geben, den Kopf schütteln, »Gibt's doch nicht!« sagen. Partys? Die sind ein Gang durch die Hölle, am besten hat man an solchen Tagen etwas Dringendes, Unaufschiebbares vor. (Bei Menschen, die man gern mag, sollte man sich überlegen, ob man ihnen nicht doch irgendwann den wahren Grund für die dauernden Absagen mitteilt. Aus eigener Erfahrung weiß ich, dass es dafür durchaus mehr Verständnis gibt, als man zunächst denkt. Wer kein Verständnis hat, lässt sich auch leicht aus dem Telefonbuch löschen.) Bringt man einmal nicht die Energie auf, angemessen zu schauspielern, wird leider oft die eigene Unsicherheit, sich richtig zu verhalten, als Arroganz gewertet. Das ist für mich einer der vielen Gründe, so offen wie möglich mit meiner Erkrankung umzugehen.

Mangelndes Selbstvertrauen bzw. ein geringes Selbstwertgefühl wird als weiteres Anzeichen einer Depression genannt. Es gibt Menschen, die vor ihrer Depression nie ein nennenswertes Problem mit ihrem Selbstbewusstsein hatten. Auf der anderen Seite liegt es nahe, dass Personen, die seit ihrer Kindheit mit Selbstzweifeln zu kämpfen haben, für Depressionen empfänglich sind. Da stehen wir wieder vor der Frage: Was kam zuerst? Die Depression oder das mangelnde Selbstvertrauen? Für die betreffende Phase der Erkrankung ist das zunächst unerheblich, so oder so fühlt es sich fürchterlich an. Der Wachzustand besteht aus quälenden Gedanken wie »Warum mach ich alles falsch?« und »Ich schaffe das nicht« und »Vielleicht hab ich es nicht anders verdient«, »Es interessiert doch sowieso niemanden, wie es mir geht« und »Ich bin es doch gar nicht wert, dass man mir hilft«. Selbst Erfolge, große wie kleine, werden kaputtgeredet: »Wenn ich das geschafft habe, dann kann es nichts Besonderes sein«. Nette Gesten oder Komplimente werden innerlich abgewehrt: »Da steckt Berechnung/Mitleid/eine Lüge dahinter, das kann nicht ernst gemeint sein.« Die inneren Strategien, alles schlechtzureden, kennen keine Grenzen. Man nimmt sich selbst nur noch als nutzlos und überflüssig wahr, eine einzige Enttäuschung, völlig wertlos, eine Zumutung für sich und andere. Dieses Empfinden geht bei manchen so weit, dass sie ihre eigenen intellektuellen Fähigkeiten in Frage stellen, ebenfalls unabhängig von äußeren Bewertungen (»Das Zeugnis muss falsch sein«, »Das habe ich so nicht verdient«), oder dass sie ihr eigenes Aussehen als mindestens unattraktiv beurteilen (»Wenn mir jemand widerspricht, dann nur aus Mitleid«, »Niemand würde mir offen ins Gesicht sagen, wie hässlich ich wirklich bin«).

Die Abwertung der eigenen Person geht meist einher mit überzogenen Schuldgefühlen. Das schlechte Gewissen ist ein ständiger Begleiter. Man fühlt sich schuldig, weil man so ist, wie man ist, und es nicht besser hinbekommt. Man fühlt sich schuldig, weil sich andere Menschen um einen kümmern müssen, indem sie Aufgaben übernehmen oder Unterstützung anbieten. Man hat sogar gegenüber dem medizinischen Fachpersonal ein schlechtes Gewissen, schließlich möchte man anderen Patient*innen, die wirklich Hilfe brauchen, diese wertvolle Zeit nicht wegnehmen. Und irgendwie ist man bestimmt selbst schuld an diesem Zustand, mit dem man nun andere belästigt.

Zugleich fühlt man sich hilflos. Man weiß nicht, wie man sich aus dieser Lage befreien soll. Hilfe anzunehmen erscheint sinnlos, doch selbst ist man nicht dazu fähig, etwas zu verändern. Die Zukunft hält nichts mehr bereit, worauf man hoffen kann. Egal, in welche Richtung man schaut, alles ist düster und aussichtslos. Sagt man einer Person mit Depression, dass es doch bald aufwärtsgehe oder dass schöne Dinge auf sie warteten, dass es vielleicht gar keinen Grund gebe, sich zu sorgen, kann sie das nicht verinnerlichen. Die dunklen Gedanken zerstören jeden Lichtblick.

Bei vielen stellt sich eine übertriebene Hypochondrie ein. Die kleinsten körperlichen Veränderungen werden als Anzeichen für eine schlimme, vielleicht unheilbare bis tödlich verlaufende Krankheit gewertet. Ich erinnere mich an Phasen, in denen ich extrem schreckhaft auf alles reagierte, was in meinem Körper vor sich ging. Ein kleines Zwicken oder Stechen beschwor Gedanken an einen baldigen Tod herauf. Ich ging damit aber irgendwann nicht mehr zu einem Arzt oder einer Ärztin, weil ich mir sicher war, dort nur vertröstet zu werden – keinesfalls würde ich die Wahrheit über meinen Zustand erfahren. Oder vielleicht wollte ich auch nicht, dass man mir doch die Wahrheit sagte, nämlich: Sie haben nur noch drei Wochen zu leben! Als mir eine ebenfalls depressive Freundin gestand, dass es ihr genauso ging, und wir anschließend unsere peinlichsten Geschichten austauschten, war das wie eine Befreiung. Meine Hypochondrie bin ich zwar nicht losgeworden, ich kann aber deutlich besser damit umgehen.

Wir müssen noch darüber reden, dass Depressionen auch tödlich enden können. Besonders hoch ist dieses Risiko bei Menschen, die unter schweren, wiederkehrenden Depressionen leiden. Die Suizidrate liegt da bei über zehn Prozent. Umgekehrt betrachtet handelt es sich bei 90 Prozent derer, die ihr Leben durch einen Suizid beenden, um Menschen mit psychischen Erkrankungen, die meisten (über die Hälfte) litten unter Depressionen. Dass sich signifikant mehr Männer als Frauen das Leben nehmen (fast 80 Prozent der Suizide sind männlich), könnte an einem verzerrten Männlichkeitsideal liegen, dem immer noch vorherrschenden Bild vom »starken Mann«, der Probleme mit sich selbst ausmacht. Möglicherweise suchen daher auch weniger Männer medizinische oder therapeutische Hilfe, wenn sie Anzeichen einer Depression entwickeln. Auf statistisch solideren und valideren Füßen steht die These, dass Männer ›harte‹ Suizidmethoden bevorzugen (vor den Zug werfen, Erhängen, Erschießen, von der Brücke oder hohen Gebäuden stürzen usw.), deren Durchführung zum Großteil erfolgreich ist. Frauen wählen hingegen eher ›weiche‹ Methoden (Tablettenüberdosis, Pulsadern aufschneiden usw.), die häufiger nicht funktionieren.

Suizidgedanken kennen bis zu 70 Prozent aller von Depressionen Betroffenen. Es ist nicht schwer zu erraten, woher diese Gedanken kommen. Wer sich selbst nicht mehr wertschätzt, wer keine Zukunft mehr sieht, wer glaubt, dass die Welt besser ohne ihn oder sie dran wäre, wer sich nur noch quält und nicht die kleinste Hoffnung auf Besserung sieht ... Deshalb ist es so wichtig, eine Depression als das zu begreifen, was sie ist: eine Krankheit, die verschiedene Phasen durchläuft und behandelbar ist. Sie mag bei manchen zwar wiederkehren oder gar nicht vollständig weggehen, aber es ist möglich, mit ihr zu leben, und vor allem: mit ihr zu überleben.

Ich erzählte letztens in einem Interview, wie sehr es mir immer auf die Nerven ging, wenn mir jemand sagte, ich möge mich doch einfach mal zusammenreißen – würde ich mich nicht schon sehr lange zusammenreißen, wäre ich schließlich längst nicht mehr hier. Ein depressiver Freund sagte letztens: »Das Gute an meiner Depression ist, dass ich in den schlimmen Phasen einfach zu schlapp bin, um ernsthaft einen Suizid auszuführen.« Es steckt sicherlich viel schwarzer Humor der Betroffenen in dieser Aussage, und doch ist leider vieles daran wahr.

Man spricht nicht unbedingt gern über die eigene Todessehnsucht, auch weil man Angehörige nicht damit belasten will. Das Thema ist mindestens so tabuisiert wie die Depression. Es gehört oft zu dieser Erkrankung dazu, dass solche Gedanken kommen und gehen.

Auch Suizidversuche, mit denen vermeintlich nur Aufmerksamkeit gesucht wurde, müssen ernst genommen werden und erfordern eine intensive Auseinandersetzung mit den Hintergründen. Ich möchte an diesem Punkt nachdrücklich darauf hinweisen, dass sich jede Person, die suizidale Gedanken hat, dringend therapeutische oder ärztliche Hilfe suchen sollte. Auch Angehörige sollten sich umfassend informieren, wie sie den Betroffenen helfen können.

Symptome und Diagnose

Liegen über **zwei Wochen** oder länger **mindestens zwei** der drei **Hauptsymptome** und zusätzlich mindestens **zwei Nebensymptome** vor, wird die Diagnose Depression gestellt.

Je nach Anzahl und Ausprägung der Symptome wird zwischen **leichter**, **mittelgradiger** und **schwerer** Depression unterschieden.

Bei verschiedenen Betroffenen kann sich die Depression also unterschiedlich äußern, und nicht immer sind alle Symptome vorhanden.

Hauptsymptome

- Gedrückte Stimmung
  Depressionen gehen oft mit einer niedergeschlagenen, gedrückten Stimmung einher. Manche Betroffene berichten auch von innerer Leere und der Unfähigkeit, eigene Gefühle wahrzunehmen. Sie geben an, sich wie versteinert zu fühlen.

- Interessen- oder Freudlosigkeit
  Menschen mit Depression verlieren das Interesse an früher für sie bedeutsamen Dingen und Aktivitäten. So machen beispielsweise Hobbys, der Beruf, Freizeitaktivitäten oder gemeinsame Unternehmungen mit der Familie oder dem Freundeskreis keine Freude mehr. Das Interesse daran ist »verlorengegangen«.

- **Antriebsmangel bzw. erhöhte Ermüdbarkeit**
Im Rahmen einer Depression ist der Antrieb häufig gestört, d. h., Betroffene können sich nur schwer aufraffen. Selbst die Erledigung alltäglicher Aufgaben wie Einkaufen, Aufräumen, Arbeiten usw. kann große Überwindung kosten, schnell zu Ermüdung führen und zum Teil einfach nicht bewältigt werden. Die eingeschränkte Aktivität kann sich darüber hinaus in Gesichtsausdruck und Körperhaltung zeigen: Das Gesicht erscheint versteinert, die Bewegungen kraftlos. Auch das Treffen von Entscheidungen fällt schwer: Der Betroffene hat das Gefühl, wofür er sich auch entscheidet, es ist falsch.

Zusatzsymptome

- **Verminderte Konzentration und Aufmerksamkeit**
In einer Depression erreicht die Umwelt den an Depression Erkrankten nicht mehr richtig, die Dinge sprechen ihn nicht an. Deshalb können Betroffene sich oft nicht daran erinnern, was vor kurzem passiert ist, und machen sich dann Sorgen, zum Beispiel an einer Alzheimer-Demenz erkrankt zu sein.

- **Vermindertes Selbstwertgefühl und Selbstvertrauen**
Bei einer Depression sind Selbstwertgefühl und Selbstvertrauen fast immer beeinträchtigt. Dies äußert sich zum Beispiel in permanentem ›Herumnörgeln‹ an sich selbst.

- ◆ Gefühle von Schuld und Wertlosigkeit
  An Depression erkrankte Menschen suchen die Schuld meist bei sich selbst, nicht bei den Familienmitgliedern, den Kollegen oder der Gesellschaft. Sie haben das Gefühl, die Fürsorge anderer gar nicht zu verdienen.

- ◆ Negative und pessimistische Zukunftsperspektiven
  Depressionen sind immer von dem Gefühl begleitet, aus der Situation nicht mehr herauszukommen. Betroffene sehen häufig keinen Ausweg mehr.

- ◆ Suizidgedanken/-handlungen
  Bei von Depression Betroffenen besteht häufig der Wunsch, der als aussichtslos und ausweglos empfundenen Situation irgendwie zu entkommen, bis hin zu dem Gedanken, sich etwas anzutun.

- ◆ Schlafstörungen
  Auch Schlafstörungen, meist Einschlafstörungen, und ein frühes Erwachen sind ein typisches Symptom einer Depression.

- ◆ Verminderter Appetit
  Bei einer Depression ist oft auch der Appetit vermindert, das Essen schmeckt nicht mehr, was zu Gewichtsverlust führen kann.

(Quelle: Deutsche Depressionshilfe)

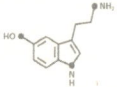

Die beste Freundin der Depression: Angst

Und dann ist da noch die Angst. Bis zu 80 Prozent der von Depressionen Betroffenen leiden außerdem an Angststörungen. Oft ist nicht leicht zu unterscheiden, was zuerst da war: die Angst oder die Depression. Wer hat was im Schlepptau? Ängste führen dazu, dass sich die depressiven Phasen noch verschlechtern, und nicht selten verschleiern sie durch ihre Präsenz die eigentliche Depression.

Angst ist an sich etwas ganz Normales. Sie ist sogar überlebensnotwendig für alle Lebewesen. Die Angst warnt uns vor Gefahren und hält uns davon ab, zu große Risiken einzugehen. Komplett angstfrei zu sein ist übrigens ein Anzeichen für eine dissoziale Persönlichkeitsstörung. Bei zu viel Angst, die sich oft nicht einmal genau einem Auslöser zuordnen lässt, spricht man von einer Angststörung, spezifische Ängste nennt man Phobien. Weit verbreitet ist außerdem die Soziale Phobie, bei der sich Ängste vor allen möglichen kritischen Situationen mit anderen Menschen einstellen, und dann noch die Panikstörung, die mal mit, mal ohne Agoraphobie einhergeht.

Als mir ein Arzt einen Fragebogen zum Thema Ängste vorlegte, winkte ich ab. Ankreuzen lohnte sich nicht. Es gehörten so ziemlich überall Kreuzchen hin. Am schlimmsten allerdings waren die Komplexe »Generalisierte Angststörung« und die »Panikstörung mit Agoraphobie«. Beides führte dazu, dass jeder einzelne Tag nur noch aus Alarm bestand. Ich hatte zum Beispiel ständige Angst, krank zu sein, und stand ich weiß nicht wie oft nachts in der Notaufnahme des Krankenhauses, weil ich mir sicher war, meine Operationswunden seien wieder kurz davor, aufzuplatzen. Wahlweise dachte ich auch, ich hätte einen Hörsturz oder stünde angesichts des Engegefühls im Brustbereich oder des Herzklopfens kurz vor einem Infarkt. Irgendetwas war immer. Der Boden schwankte, wenn ich das Haus verließ. Mir wurde schwindelig, sobald ich an der Supermarktkasse in der Schlange stand. Beim Gedanken, allein irgendwo hinzufahren, etwas weiter weg von zu Hause, brach mir der Schweiß aus. Ich konnte durch keinen Tunnel fahren, keine Brücke überqueren, ohne in Panik zu geraten. Und natürlich hatte ich Angst, alles zu verlieren. Die Zukunft? Unmöglich zu meistern. Ich hatte Angst, nicht mehr genügend Geld zu verdienen und keine Arbeit mehr zu bekommen, wie sollte es dann weitergehen? Das Absurdeste, vielleicht das Schlimmste, war, wenn ich Angst hatte und nicht wusste, wovor. Einfach nur Angst. Sie schlich sich an und überfiel mich von hinten, packte mich an den Schultern und schüttelte mich durch. Manchmal kam sie, wenn ich es schon geschafft hatte, einen halben Nachmittag draußen zu verbringen oder in einen Laden zu gehen. Wenn ich die Agoraphobie – diesen speziellen Teil der Angst – überwunden hatte und mich 500 Meter vom Haus entfernt hatte. Bis zu diesem Moment war noch alles gut gewesen, und dann kam sie unvermittelt daher.

Auf Anregung meiner Therapeutin hin versuchte ich, alle möglichen Maßnahmen zu ergreifen, um der Angst nicht das gesamte Spielfeld zu überlassen. Als ich beruflich nach Edinburgh fliegen musste, bat ich eine Kollegin, denselben Flieger zu nehmen wie ich, obwohl sie aus einer anderen Stadt als ich angereist wäre. Wenn ich durch einen langen Tunnel fahren musste, rief ich vorher jemanden an, um im Gespräch zu sein und mich auf so etwas wie ein fernmündliches Händchenhalten verlassen zu können. Nach und nach reduzierte ich diese Formen der Unterstützung, bis ich mich wieder fast normal bewegen konnte. Irgendwann hatte ich eine Art Routine im Umgang mit den Panikattacken. Ich bemerkte ihr Anschleichen nun sehr viel früher und teilte das meinem jeweiligen Umfeld auch entsprechend mit: »Entschuldigung, ich bekomme gleich eine Panikattacke, ich muss mich kurz hinlegen und ruhig atmen, danke.« Das führte einmal sogar zum Einsatz eines Rettungswagens, weil man sich sehr um mich sorgte. An dem Tag hatte ich keinen offensichtlichen Grund für eine Panikreaktion gehabt, sie war trotzdem gekommen. Sie lässt sich eben nicht so einfach berechnen.

Dass sich die Angst so an die Depression koppelt – oder umgekehrt –, erkläre ich mir mit dem Stress und dem Druck, die sich über Jahre im Körper aufgebaut und ausgetobt haben. All das fing bei mir in frühester Kindheit an. Um es ganz unwissenschaftlich auszudrücken: Ich war ein unsicheres, ängstliches Kind, und ich war ein Kind, das immer das Gefühl hatte, nicht gut genug zu sein und alles noch besser machen zu müssen. Ich setzte mich selbst unter Druck, und ich hatte ein melancholisches Gemüt. Diese Faktoren waren schon immer da, sie begünstigten und verstärkten sich gegenseitig, und egal, was zuerst kam und wer wen zur Party einlud: Angst und Depression sind beste Freundinnen, stete Begleiterinnen seit über vierzig Jahren.

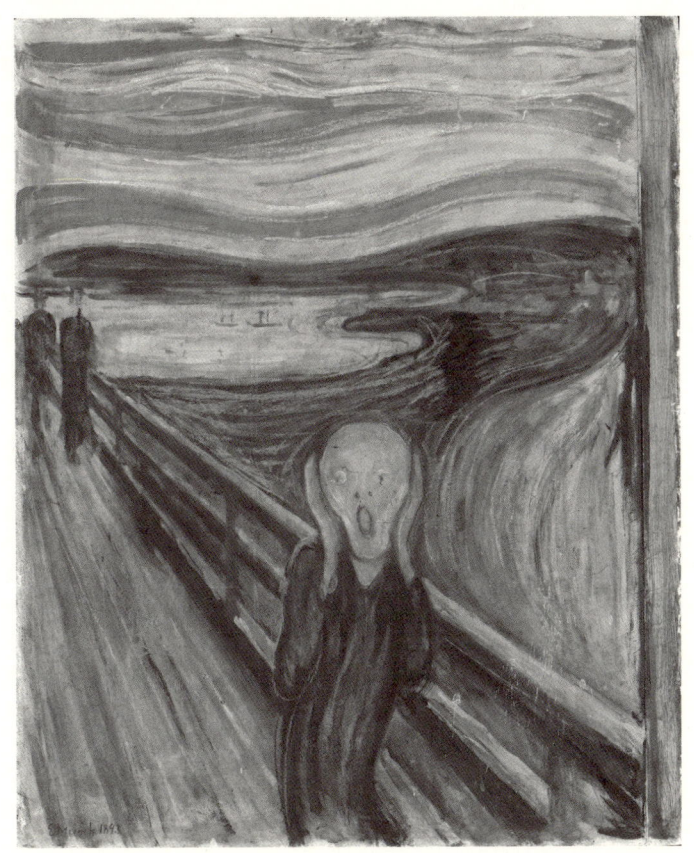

Edvard Munch, *Der Schrei*, Tempera und Pastell, 1893.

Man richtet sich in der Angst ein. Man fängt an, Dinge zu vermeiden, von denen man weiß, dass sie Angst auslösen. Bei von Agoraphobie Betroffenen geht es irgendwann so weit, dass sie nicht mehr allein das Haus verlassen, ihren Bewegungsradius immer weiter einschränken und schließlich gar nicht mehr rausgehen. Bei anderen Ängsten funktioniert es ähnlich. Im Ausredenerfinden sind Menschen mit Ängsten und Phobien große Klasse, manchmal kommen sie Jahre und Jahrzehnte damit durch, ohne aufzufliegen. Aber es ist kein schönes Leben, wenn man sich in der Angst eingerichtet hat. Die Angst geht nämlich nicht weg, sondern sucht sich andere Wege, sie will nämlich befeuert werden. Und wie die Depression reißt sie einen immer weiter mit sich in die Tiefe. Auch aus diesem Malstrom kommt man nur mit fremder Hilfe. Niemand kann sich selbst dort herausziehen.

Auch wenn es manche probieren. Vieles scheint so viel leichter, wenn man einen Schluck Alkohol getrunken hat. Die Stimmung hebt sich, die Ängste verkriechen sich. Der Teufelskreis ist vorprogrammiert: Sobald die Wirkung nachlässt, klafft das schwarze Loch noch tiefer als zuvor, der Aufprall verläuft höchst unsanft. Und die Ängste sehen aus, als hätten sie sich verdoppelt. Depressionen und viele andere psychische Erkrankungen verleiten geradezu zum Missbrauch von Rauschmitteln, weil diese kurzfristig Erleichterung verschaffen. Alles, was die Stimmung aufhellt, ist willkommen. Angsterkrankungen verleiten zur Einnahme von angstlösenden, euphorisierenden oder beruhigenden Drogen, die schnell abhängig machen und deren Nebenwirkungen zu verheerenden psychischen Schäden führen können.

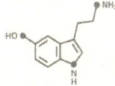

Depressionen und Drogensucht

Es ist jetzt 20 Jahre her, dass ich mit meinem damaligen Therapeuten in München auf das Thema Drogen zu sprechen kam. Der Tod eines früheren Freundes beschäftigte mich sehr. Er – Akademiker und aus gutem Elternhaus, wie es so schön heißt, wenn es sich um nichtprekäre Verhältnisse handelt – hatte sich mit einer Überdosis Heroin das Leben genommen, und mir schien es ganz klar, dass ihn die Sucht in die Depression und letztlich in den Tod getrieben hatte. Der Therapeut ließ sich während des Gesprächs zu dem überraschend informellen Satz hinreißen: »Es ist ein Wunder, dass Sie keine Drogen nehmen!« (Ich war zu dem Zeitpunkt schon sehr lange seine Patientin.)

Mir wurde erst nach und nach klar, was er damit gemeint hatte – und welches Glück ich in der Tat habe, zu keinem nennenswerten Suchtverhalten zu neigen. Ebendeshalb war mir der Zusammenhang von psychischen Erkrankungen und dem schädlichen Gebrauch von psychoaktiven Substanzen nur teilweise klar gewesen. Ich hatte lange geglaubt, wer Drogen nimmt und davon zu viele oder über einen zu langen Zeitraum, bekommt unweigerlich psychische Probleme. Über den umgekehrten Weg hatte ich bis dahin gar nicht nachgedacht, obwohl er zwingend logisch ist.

Einige Studien legen nahe, dass gerade Jugendliche mit Anpassungsstörungen, Ängsten und anderen psychischen Problematiken zur Selbstmedikation neigen, indem sie leicht verfügbare Substanzen wie Alkohol, MDMA, Ecstasy und andere Mittel konsumieren. Die Stimmung hellt sich kurzfristig auf, man wird lockerer und verliert Hemmungen, die man sonst in sozialen Situationen verspürt. Da mit dem Nachlassen der Wirkung die alten Probleme nicht nur weiterhin da sind, sondern teilweise stärker wahrgenommen werden als zuvor, entsteht schnell ein Kreislauf, der zur Substanzabhängigkeit und damit zur Verschlimmerung der Depressionssymptomatik führen kann. Besonders riskant ist der Umgang mit Alkohol, da das Trinken gesellschaftlich akzeptiert ist und auch ein alkoholinduzierter Rausch nicht zwingend Konsequenzen wie Stigmatisierung oder Ächtung nach sich zieht. (Selbst exzessives Trinken führt häufig erst dann zu deutlichen Konsequenzen für die betroffene Person durch das private und berufliche Umfeld, wenn der Job, das äußere Erscheinungsbild oder gewisse repräsentative Pflichten darunter leiden.)

Wer zu welcher Droge greift, das bestimmt häufig zunächst das soziale Umfeld. Bei der Frage, wer länger bei den Drogen bleibt, spielt neben dem sozialen Umfeld auch eine gewisse genetische Veranlagung eine Rolle (wobei es diesbezüglich einige widersprüchliche Studien gibt). Selbst, wenn man sich darüber im Klaren ist, dass man ein Elend mit dem anderen versucht auszutreiben, ist doch der Lustgewinn, den die meisten bei der Einnahme bestimmter Substanzen verspüren, hoch genug, um eine Wiederholung in Betracht zu ziehen – und sich anfangs noch sehr lange einzureden, man tue es ja nur gelegentlich, werde sicherlich nicht abhängig und könne jederzeit aufhören.

Das Zusammenspiel von Substanzabhängigkeit und Depressionen ist extrem stark. Dies zeigt sich daran, was passiert, wenn der Kreislauf unterbrochen wird. Ist die Depression geheilt, fällt es den meisten Betroffenen leichter, selten bis gar nicht mehr zu den Substanzen zu greifen, mit denen sie vorher versucht haben, ihre Stimmung zu verbessern. Und wer einen erfolgreichen Entzug hinter sich hat, kann die Depression sehr viel besser und erfolgreicher behandeln lassen. Kommt es hingegen zu einer erneuten starken depressiven Phase, ist auch die Gefahr eines Rückfalls in die Sucht sehr hoch.

Erst im Laufe meiner eigenen Therapien verstand ich, was mit einigen Menschen in meinem Umfeld geschehen war. Warum sie zu Drogen gegriffen hatten, von ihnen nicht mehr loskamen und dies teilweise mit dem Tod bezahlten. Depressionen und Drogenkonsum im Zusammenspiel erhöhen die Suizidneigung.

Die meisten Drogenkonsument*innen aus meinem Bekanntenkreis kamen damals aus der klassischen Musikszene. Außenstehende wundern sich oft darüber: Drogen verbindet man eher mit fast allen anderen Musikrichtungen, nicht aber mit der Klassik. Doch der brutale Wettbewerb, der extrem hohe Druck, der oft schon im Kindesalter beginnt, der überhöhte Anspruch von außen wie von innen, all das führt bei nicht wenigen zu behandlungsbedürftigen Angststörungen und Depressionen. Und warum sollten Musiker*innen im Klassikbereich darauf anders reagieren als, sagen wir, der Sänger einer Punkband oder die Metalgitarristin? Ich möchte behaupten, dass der Druck in der Klassik noch einmal deutlich höher ist. Es kommt also der Zwang hinzu, Höchstleistungen zu bringen.

Rückblickend frage ich mich, was dieses toxische Umfeld bei mir alles angerichtet hat, und wundere mich, nicht noch schwerere psychische Belastungen davongetragen zu haben. Eine meiner wichtigsten Bezugspersonen aus dieser Zeit nahm sich kurz nach einem gemeinsamen Konzert auf brutale Weise das Leben. Er hatte jahrelang an Depressionen gelitten und sie mit den falschen Methoden versucht zu behandeln – exzessivem Konsum von Alkohol und Beruhigungsmitteln –, weil er glaubte, es handele sich bei seiner Erkrankung um eine menschliche Schwäche, die er in den Griff bekommen müsse. Erst nach seinem Tod Mitte der 1990er Jahre las ich von einer psychotherapeutischen Praxis, die sich auf die Behandlung von klassischen Musiker*innen spezialisiert hatte – ein Tabubruch zu der Zeit, der für einige zu spät kam, aber deutlich zeigt, wie wichtig es ist, Depressionen als lebensbedrohliche Erkrankung zu thematisieren.

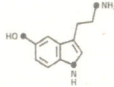

Diagnose und Therapie

Es gibt im Netz Fragebögen für Selbsttests, mit deren Hilfe man abschätzen können soll, ob eventuell eine Depression vorliegt. Diese Tests enthalten üblicherweise den Hinweis, sich anschließend an Spezialist*innen zu wenden, sollten die Ergebnisse darauf schließen lassen, dass man betroffen sein könnte. Bei diesem Hinweis handelt es sich nicht nur um eine Vorsichtsmaßnahme, die vor Klagen oder Beschwerden schützen soll. Er ist ernst gemeint und sollte entsprechend ernst genommen werden.

Es gilt, organische Ursachen auszuschließen, die von ähnlichen Symptomen begleitet werden. Ein Beispiel bei älteren Menschen, das ich bereits genannt habe, ist die Demenz. Auszuschließen sind außerdem unter anderem Hirntumore, Schilddrüsenfehlfunktionen, Störungen der Nebennierenrinde. Auch muss geklärt werden, ob es sich um Nebenwirkungen von Medikamenten handeln kann oder ob ein Missbrauch von Rauschmitteln wie Alkohol vorliegt.

Weiter muss ein Arzt bzw. eine Ärztin ermitteln, ob weitere psychische Erkrankungen vorliegen. Handelt es sich um eine unipolare Depression oder um eine bipolare Störung, bei der sich depressive Phasen mit manischen Episoden abwech-

Posttraumatische Belastungsstörung (PTBS)

- PTBS tritt zeitlich verzögert als Reaktion auf eine stark belastende Situation ein, z. B. Kriegshandlungen, massive physische oder psychische Bedrohung wie Überfall, Vergewaltigung, Geiselnahme; schwere Unfälle; Naturkatastrophen usw.
- Das auslösende Ereignis kann von kurzer Dauer gewesen sein oder sich über einen längeren Zeitraum erstreckt haben.
- Die betroffene Person muss nicht selbst Opfer geworden sein, manchmal reicht es, eine Katastrophe oder eine Gewalttat beobachtet zu haben und/oder involvierten Personen nahezustehen.
- Die Betroffenen durchleben das Gefühl, vollkommen hilflos und ausgeliefert zu sein.
- Zu den Symptomen gehört das erneute Durchleben des Traumas, was sich tagsüber in Flashbacks, nachts in Albträumen äußern kann.

seln? Letztere würde entsprechend anders behandelt werden. Geht die Depression möglicherweise einher mit Bulimie oder Schizophrenie oder Phobien? Ist sie die Folge von Schlafstörungen, deren Ursachen vielleicht doch woanders zu suchen sind? Liegt eine Posttraumatische Belastungsstörung (PTBS) vor? Das alles sind Fragen, die sich nur professionell abklären lassen und von deren Ergebnis die folgende Behandlung maßgeblich abhängt.

Im direkten Gespräch wird festgestellt, ob es sich um eine Depression handelt oder ob die hilfesuchende Person beispielsweise tief trauert oder eine Phase der Überforderung durchmacht. Auch davon ist abhängig, wie die Therapie aussieht. In manchen Praxen füllt man vorab einen Fragebogen

- Betroffene stumpfen oft emotional ab, reagieren gleichgültig auf ihr Umfeld, ziehen sich in sich zurück und meiden Situationen, die Erinnerungen triggern können; auch Erinnerungslücken bezüglich des Traumas sind keine Seltenheit. Hinzu kommen Schlafstörungen, Überreiztheit, Konzentrationsstörungen, massive Schreckhaftigkeit usw.
- Nach Kriegstraumata und schweren Gewalterfahrungen wie Vergewaltigungen ist die Gefahr, an einer PTBS zu erkranken, am größten: Etwa ein Drittel der von solchen Erfahrungen Betroffenen leiden anschließend an PTBS. Bei anderen Traumata wie schweren akuten Erkrankungen, Unfällen, Naturkatastrophen ist die Wahrscheinlichkeit teils deutlich geringer.
- Depressionen sind eine häufige Begleiterkrankung bei PTBS, ebenso kann sie zu selbstverletzendem Verhalten, Substanzmissbrauch, Bindungsstörungen, Suizidalität u. a. führen.

aus, der anschließend ausgewertet wird, in anderen übernimmt es der behandelnde Arzt oder die Ärztin, diese Fragen im persönlichen Gespräch zu stellen. Es mag für viele banal klingen, aber: Beim Ausfüllen des Fragebogens sowie im Gespräch und während der Therapie sollte man unbedingt ehrlich sein – zu sich und zu dem jeweiligen Gegenüber. Jetzt noch zu versuchen, Dinge zu beschönigen oder sich in ein besseres Licht zu rücken, führt nur dazu, dass sich therapeutische Erfolge später oder im schlimmsten Fall gar nicht einstellen.

Die Diagnose sollte nicht allein vom Hausarzt oder der Hausärztin gestellt, sondern von Fachärzt*innen bestätigt werden. Je früher eine Depression festgestellt wird, desto erfolgreicher ist die Behandlung.

Welche Depression?

Der nächste Schritt besteht darin, festzustellen, um welche Art der Depression es sich jeweils handelt. Es gibt neben dem, was die Wissenschaft mit statistischen Erhebungen und sonstigen Werkzeugen in Kategorien einzuteilen versucht und als typische Verläufe bezeichnet, auch atypische Verläufe. Ich würde behaupten, es gibt so viele unterschiedliche Verlaufsformen einer Depression, wie es Patient*innen gibt.

Es wird zwischen *leichten, mittelgradigen* und *schweren Depressionen* unterschieden (siehe Infokasten auf S. 37). Diese Unterteilung orientiert sich daran, wie viele Symptome die Betroffenen haben und wie stark diese ausgeprägt sind. Bei einem schweren Verlauf müssen andere Therapieformen eingeleitet werden als bei einem leichten, deshalb ist eine solche Einteilung durchaus sinnvoll. Häufig sind die Grenzen jedoch fließend. Wer Glück hat, erlebt nur einmal eine depressive Episode im Leben und hat dann Ruhe vor der Krankheit. Oft kommen die Phasen aber zurück, in nicht vorherbestimmbaren Abständen, und sie verlaufen nicht unbedingt jedes Mal genau gleich.

Sonderformen wie saisonal abhängige Depressionen oder depressive Störungen, die in Zusammenhang mit hormonellen Veränderungen (Entbindung, Wechseljahre usw.) stehen, lassen sich relativ gut eingrenzen, doch auch bei ihnen kann es zu sehr unterschiedlichen Verläufen von mild bis schwer kommen.

Weiter gibt es chronische Formen, darunter die *Dysthymie*, von der man spricht, wenn es sich um eine relativ leichte, aber über Jahre anhaltende depressive Verstimmung handelt, zu der sich immer wieder schwerere depressive Phasen gesellen können. In dem Fall spricht man von einer *Doppeldepression*. Auch durchgehend schwerere Verläufe können allerdings chronisch sein. Zur Depression können zudem psychotische Zustände wie Wahnvorstellungen dazukommen (*psychotische Depression*) oder unspezifische körperliche Beschwerden wie Herz-Kreislauf-Probleme, Verdauungsbeschwerden, Kopfweh (dann spricht man von einer *somatisierten Depression*).

Welche Begriffe benutzt werden, ändert sich über die Jahre und Jahrzehnte. Meine Verhaltenstherapeutin sagte dazu: »Wenn man zwei Jahre keine Fortbildungen gemacht hat, hinkt man komplett hinterher.« Der Arzt, bei dem ich über Jahre eine tiefenpsychologische Psychotherapie machte, sprach noch von *endogener Depression*, ein Begriff, der inzwischen aus dem Klassifikationssystem gestrichen wurde. Diskutiert wird in Fachkreisen seit Jahren, inwieweit *Burnout* nur ein anderer Begriff für eine stressbedingte Depression ist und teilweise sogar, ob oder ab wann Trauer nicht mehr abzugrenzen ist von der Depression. Seit einigen Jahren hört man immer wieder den Begriff der *hochfunktionalen Depression*, die im Grunde einer Dysthymie entspricht. Die hochfunktionale Depression bezeichnet Personen, die nach außen hin ihr Leben gut meistern und durchaus arbeitsfähig, teilweise sogar höchst erfolgreich sind, allerdings nach getaner Arbeit, also praktisch abends, wenn sie nach Hause kommen, sofort zusammenbrechen. Auch in solchen Fällen können sich schwerere Episoden hinzugesellen.

Es gibt also alles: einmalige Verläufe, die nur wenige Wochen dauern. Chronische Verläufe, die einem in die Wiege gelegt wurden. Leichtere Verläufe, die sich gut kaschieren lassen. Schwerste Verläufe, bei denen die Betroffenen nichts mehr empfinden können. Es kann einen als Kind zum ersten Mal treffen oder im Rentenalter. Die Depression bleibt kurz oder lang, sie kommt wieder oder nicht. Egal, welchen Namen man ihr auch gibt: Wer einmal in diese Finsternis geschaut hat, bleibt nicht derselbe Mensch.

Auf der Suche nach der richtigen Behandlung

Die ersten Schritte sind getan, die Diagnose steht, jetzt folgt die Behandlung. Jede Depression verläuft anders, und deshalb sollte bei jeder betroffenen Person genau hingeschaut werden, welche Therapie sich eignet. Eigentlich sollten die Behandlungsangebote so niedrigschwellig wie möglich sein, wenn man bedenkt, wie schwer es den Betroffenen fällt, sich zu irgendetwas aufzuraffen. Wer morgens nicht einmal die Kraft hat, sich zwischen Rock oder Hose zu entscheiden, und dann lieber gleich im Bett liegen bleibt, schafft es sicherlich nicht ohne weiteres, tage- und wochenlang irgendwelchen Praxen hinterherzutelefonieren. Im Idealfall helfen die Ärzt*innen, die die Diagnose gestellt haben, bei der Suche nach einem Therapieplatz, oder es gibt Angehörige oder Menschen im engeren Freundeskreis, die unterstützen können.

Für den Erfolg der Behandlung ist es extrem wichtig, Therapeut*innen zu finden, zu denen man Vertrauen hat. Krankenkassen bieten an, dass man ein Erstgespräch und zwei bis vier probatorische Sitzungen, also Probesitzungen, bei einem Therapeuten oder einer Therapeutin absolvieren kann, um zu klären, ob man die richtige Person gefunden hat. Meistens braucht man diese Stunden gar nicht, weil man schon nach dem Erstgespräch weiß, ob es passt oder nicht.

Ich erinnere mich noch sehr gut daran, wie ich in Hamburg versuchte, eine therapeutische Praxis zu finden, und dann sehr glücklich war, eine zu entdecken, die zwei Minuten Fußweg von meiner Wohnung entfernt lag. Die Homepage sah vielversprechend aus, die Therapeutin schien eine gefragte Interviewpartnerin für Funk und Fernsehen zu sein. Ich bekam relativ zügig einen Termin und wartete gespannt zwischen plätschernden Zimmerbrunnen, viel Grünzeug, Bambusmöbeln und Hochglanzfotos von vermutlich südostasiatischen Gebirgslandschaften. Auf dem Tisch im Wartebereich lagen die üblichen drei bis sechs Wochen alten Magazine. Da es nicht meine erste Therapie sein würde, wusste ich ungefähr, was ich zur Vorstellung zu sagen hatte. Ich weiß nicht, ob die Frau mir zuhörte. Sie schrieb zwar irgendetwas auf, reichte mir dann aber einen kleinen Taschenkalender (ein Werbegeschenk einer Pharmafirma) mit den Worten: »Die nächsten Termine habe ich schon mal für Sie eingetragen.« Ich blätterte in dem Kalender und musste feststellen, dass ich an keinem dieser Termine Zeit haben würde. »Da kann ich nicht. Da ist Buchmesse, und da im November bin ich an dem Tag auch unterwegs …« Sie unterbrach mich: »Ich denke, Sie haben Depressionen, dann müssen Sie auch Ihre Therapie machen.« Sie erklärte mir, dass die Depressionstherapie auf drei Säulen aufbaue: Gesprächstherapie, Tabletten, Gruppensport. Ob ich mir schon überlegt hätte, welchen Sport ich gern machen würde, und hatte ich ihr schon mitgeteilt, welches Antidepressivum ich nahm?

Ich war zu der Zeit mit meinem Psychiater noch intensiv im Gespräch über Antidepressiva, weil ich mir nicht sicher war, ob ich welche nehmen wollte. Er hatte dafür großes Verständnis und gab mir zu verstehen, dass die Entscheidung einzig bei mir lag. Davon erzählte ich der Therapeutin. Daraufhin schüttelte sie energisch den Kopf und teilte mir mit, es müsse sein, sonst sei die gesamte Therapie sinnlos.

Was gegen Depressionen helfen kann ...

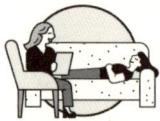
Psychotherapie

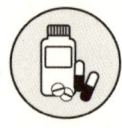
Medikamentöse Behandlung

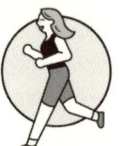
Sport

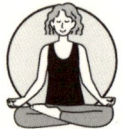
Meditation

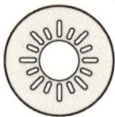
Lichttherapie

Wachtherapie

Ernährungsumstellung

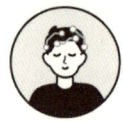
Elektrokonvulsionstherapie

... und womit man sie früher behandelt hat:

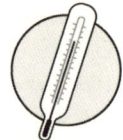
Fieberbehandlung

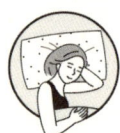
Schlafkur/ Dauernarkose

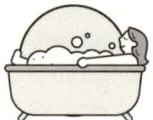
Bäder

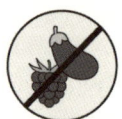
Verzicht auf dunkle Speisen

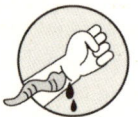
Aderlass

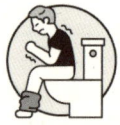
Abführmittel

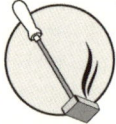
Brenneisen

Auf dem Heimweg warf ich den Werbegeschenkkalender in den nächsten Mülleimer und schrieb ihr eine halbwegs höfliche Mail, dass ich mich doch lieber anderweitig orientieren würde.

Wie gesagt, es war nicht das erste Mal, dass ich eine Therapie anfing, und es war auch nicht das erste Mal, dass ich nach dem ersten oder zweiten Gespräch abbrach. Dies zu tun erfordert allerdings sehr viel Energie und ist vor allem sehr frustrierend, zumal viele dazu neigen, die Schuld als Erstes bei sich zu suchen. Bin ich keine gute Patientin? Mache ich es mir zu einfach? Strenge ich mich nicht genug an? Es war mein Glück, dass ich von fachärztlicher Seite volle Rückendeckung hatte, was meine Entscheidung anging, und dass ich in meinem Umfeld genügend therapieerfahrene Menschen hatte, mit denen ich so etwas besprechen konnte.

Tatsächlich sackte ich erst einmal komplett in mich zusammen und fand nicht die Kraft, eine neue Praxis zu suchen. Bis zwei Wochen später das Telefon klingelte und sich eine Verhaltenstherapeutin meldete, bei der ich zwei oder drei Monate zuvor eine Nachricht auf dem Anrufbeantworter hinterlassen und das Ganze längst schon vergessen hatte.

Diese Therapeutin hatte keine schicke Homepage, und über sie war im Internet nichts zu finden außer ihrer Adresse und Telefonnummer. Das Haus, in dem sich ihre Praxisräume befanden, wurde ausschließlich von Therapeut*innen genutzt. Ich begegnete in all den Jahren dort so gut wie niemandem, es huschte höchstens jemand von den anderen Therapeut*innen vorbei, wenn ich mal zu früh kam und warten musste, und grüßte knapp. Die Terminvergabe dort war so perfekt abgestimmt, dass man anderen Patient*innen nicht in die Quere kam. In dem kleinen Wartezimmer stand ein ebenfalls kleines

Bücherregal, und auf einem Beistelltischchen lag ein Band mit Gedichten von Erich Kästner. (Auch daran änderte sich in den Jahren nichts.)

Die Therapeutin war eine zurückhaltende Frau um die fünfzig, groß und schlank, sie wirkte effizient, kompetent und sachlich. Und sehr klug. Ich merkte gleich im Erstgespräch, dass ich bei ihr nicht das Gefühl hatte, für irgendetwas verurteilt zu werden. Sie hörte sich an, was ich sagte, und reagierte darauf, als sei es völlig normal. Nicht schlimm oder bedauerlich oder peinlich. Ich vertraute ihr und wusste, dass ich bei ihr gut aufgehoben war. Ihr konnte ich alles, wirklich alles erzählen.

Psychotherapie

Dass es – mit regionalen Unterschieden – oft zu lange dauert, bis man einen Therapieplatz bekommt, ist ein großes Problem. Einerseits wird von Politik und Krankenkassen der volkswirtschaftliche Schaden beklagt, der durch die »Volkskrankheit« Depression entsteht. Die Kosten lägen im Milliardenbereich, schätzten Versicherungen, und die WHO rechnete anschließend aus, dass sich die Behandlung von Depressiven durchaus lohne, sie habe eine gute Rendite. Andererseits erhöhen die langen Wartezeiten und das Fehlen niedrigschwelliger Angebote für Betroffene den Schaden noch.

Wer an einer schweren Depression erkrankt ist, unter einer Psychose leidet oder Suizidgedanken hat, findet aber sofort Hilfe, beispielsweise bei den Krisenambulanzen. Eine stationäre Einweisung, besonders bei psychotischen Zuständen oder erhöhter Selbstmordgefahr, ist manchmal notwendig. Auch ist es möglich, sich selbst in die psychiatrische Abteilung

Psychotherapeutische Therapieformen

Psychoanalyse

- Geht auf Sigmund Freud zurück und soll ein vertieftes Verständnis für die ursächlichen, bislang unbewussten Zusammenhänge der psychischen Erkrankung vermitteln. Die klassische Psychoanalyse findet in zumeist drei Sitzungen pro Woche über mehrere Jahre statt. Gesetzliche Krankenkassen bezahlen bis zu 300 Sitzungen. Üblicherweise findet die Behandlung im Liegen auf der berühmten Couch statt, sie kann aber auch im Sitzen absolviert werden.

Tiefenpsychologisch orientierte Psychotherapie

- Basiert auf ähnlichen theoretischen Annahmen wie die Psychoanalyse, ist aber zielgerichteter und zeitlich weniger umfangreich. Bis zu 100 Stunden werden von den gesetzlichen Kassen übernommen. Das Gespräch findet in der Regel im Sitzen statt. Die Therapie zielt darauf ab, aktuelle seelische Probleme zu lösen, indem Konflikte aus der Vergangenheit aufgearbeitet werden.

Verhaltenstherapie

- Basiert auf der Annahme, dass ungünstige Verhaltensweisen und Denkmuster erlernt wurden und entsprechend auch wieder verlernt werden können. Durch das Einüben neuer Verhaltens- und Denkweisen werden die Patient*innen aktiv am Heilungsprozess beteiligt. Auch diese Therapiegespräche finden im Sitzen statt, es werden aber auch praktische Übungen durchgeführt. Bis zu 80 Stunden werden von den gesetzlichen Krankenkassen übernommen.

Systemische Therapie

- Wurde 2020 neu als ein Richtlinienverfahren bei Depressionen anerkannt. Ihr Schwerpunkt liegt auf dem sozialen Kontext psychischer Störungen, besonders auf Interaktionen innerhalb der Familie. Entsprechend werden nach Möglichkeit auch Mitglieder des Systems (Partner*in, Kernfamilie usw.) in das Therapiesetting einbezogen. Die Bedeutung impliziter Normen (Familienregeln) für das Zustandekommen und die Überwindung psychischer Störungen werden betont. Derzeit übernehmen die gesetzlichen Kassen 48 Stunden.

einer Klinik einzuweisen, wenn man das Gefühl hat, es allein gar nicht mehr zu schaffen. Vor Ort wird dann entschieden, wie lange der Aufenthalt dauert und welche Therapieformen notwendig sind.

Zurück zu den klassischen Formen der Psychotherapie: In den Erstgesprächen kann man für sich herausfinden, ob eine Verhaltenstherapie, eine tiefenpsychologisch orientierte Psychotherapie, eine Psychoanalyse oder eine systemische Therapie das Richtige ist. Die Kosten für diese sogenannten Richtlinienverfahren werden von den Krankenkassen in den allermeisten Fällen übernommen.

Ich bin eine große Befürworterin der Psychotherapie, trotz anfänglich schlechter Erfahrungen. Als Jugendliche geriet ich an eine katastrophale Therapeutin, und ich bin rückblickend froh, dass ich später trotzdem wieder den Weg in eine psychotherapeutische Praxis fand. Sicherlich ist das Thema längst nicht mehr so stigmatisiert wie noch vor einigen Jahrzehnten, aber je nach sozialem Umfeld haftet doch weiterhin eine gewisse Scham daran. Dabei sollte Psychotherapie genauso selbstverständlich sein wie Physiotherapie: Jemand hilft mir dabei, langfristig besser mit mir selbst umzugehen. Warum sollte das mit unserer Psyche ohne fremde Hilfe funktionieren, wenn es bei unserem Körper doch auch nicht so ohne weiteres geht? Die Angst, als verrückt dazustehen, ist noch immer viel zu verbreitet. Dabei sind die Konsequenzen viel schlimmer, wenn man sich keine Hilfe sucht: Psychische Erkrankungen werden selten von selbst besser, sie gehen nicht einfach so weg. Die depressiven Phasen kehren wieder, oder sie verschlechtern sich zusehends. Wer es schafft, sich helfen zu lassen, verdient Respekt und Unterstützung, nicht Hohn oder Ablehnung.

Medikamente

Für mich war ein anderer Schritt viel schwerer: die Antidepressiva. Darin sah ich für mich die Schwelle zum offiziell Verrücktsein. Vor allem hatte ich die Vorstellung, dass solche Medikamente Wesensveränderungen hervorriefen und mich arbeitsuntauglich machen würden, indem sie mich möglicherweise komplett ruhigstellten. Ich hatte extreme Vorbehalte gegen eine Behandlung mit Antidepressiva. Vor kurzem fragte mich jemand: »Aber warum? Wenn ein Medikament mir helfen kann, warum sollte ich es dann nicht nehmen?«

So pragmatisch konnte ich damals allerdings nicht denken. Ich hatte schlicht Angst vor diesen Medikamenten, ohne viel darüber zu wissen. Wobei ich einiges zu wissen glaubte, es gab ja genügend Horrormeldungen, die regelmäßig durch die Presse geisterten. Es gab dieses Narrativ von den unglücklichen Mittelstands-»Hausfrauen« aus den USA, die Prozac wie Smarties in sich hineinwarfen und mit Sekt herunterspülten, um dann den Rest des Tages selig grinsend und leicht benebelt zuzubringen. Vor allem aber beschäftigte mich der Gedanke, dass es dann wirklich ernst war. All die Jahre hatte ich mir meine Erkrankung noch schönreden können, irgendwie. Ich kannte es ja nicht anders. Damit war es aber jetzt vorbei.

Verstärkt worden war meine Abneigung gegen das Nehmen von Medikamenten auch dadurch, dass mir im Laufe der Jahre verschiedene Ärzt*innen einfach so eine Schachtel Antidepressiva in die Hand gedrückt hatten, ohne sich wirklich Zeit für mich zu nehmen oder eine ordentliche Diagnose zu stellen.

Mein Psychiater erklärte mir die unterschiedlichen Wirkweisen verschiedener Antidepressiva und sagte mir gleich, dass es längere Zeit dauern würde, bis wir das richtige Medikament für mich gefunden hätten. Er drängte mich nicht dazu, etwas zu nehmen. Aber er informierte mich umfassend, und ich hatte den Eindruck, dass er ehrlich zu mir war. Er verschwieg keine Nebenwirkungen, machte keine Versprechungen und erklärte den langwierigen Prozess des Ausschleichens, wenn ein Medikament abgesetzt wurde. So hatte ich das Gefühl, selbst entscheiden zu können, und zwar auf einer informierten Grundlage und mit engmaschiger, professioneller Betreuung.

Trotzdem waren die ersten Versuche schlimm, und ich musste wirklich eine Weile verschiedene Wirkstoffe ausprobieren, bis ich den für mich richtigen fand. Es lässt sich nicht

Die gängigsten Antidepressiva

- Selektive Serotonin-Wiederaufnahmehemmer (SSRI) (z. B. der Wirkstoff Citalopram, Escitalopram, Fluoxetin, Fluvoxamin, Paroxetin, Sertralin)
- Selektive Serotonin-Noradrenalin-Wiederaufnahmehemmer (SNRI) (z. B. der Wirkstoff Duloxetin, Milnacipran, Venlafaxin)
- Selektive Noradrenalin-Wiederaufnahmehemmer (z. B. der Wirkstoff Reboxitin)
- Noradrenerges Antidepressivum (z. B. der Wirkstoff Mirtazapin)
- Trizyklische Antidepressiva, (z. B. der Wirkstoff Amitriptylin, Clomipramin, Imipramin, Nortriptylin, Trimipramin)
- Monoaminoxidase-Hemmer, (z. B: der Wirkstoff Moclobemid)
- Pflanzliche Präparate (z. B. Hyperikumextrakt; Hinweis: Johanniskrautextrakte sind zwar nicht rezeptpflichtig, die Einnahme sollte aber in Absprache mit medizinischem Fachpersonal erfolgen!)

erklären, warum Menschen so unterschiedlich auf die einzelnen Medikamente reagieren. Warum sie bei den einen helfen, während sie bei den anderen nur Nebenwirkungen zeigen oder gar nichts zu tun scheinen. Ein Antidepressivum machte mich entsetzlich müde, ich schlief viel zu viel, und meine Angstzustände verschlimmerten sich. Die antidepressive Wirkung ging gegen null. Dabei hatte ich von einem Bekannten gehört, dass es ihm exzellent geholfen hatte. Was mir schließlich half, war nicht gerade der letzte Schrei, es gibt modernere Wirkstoffe, aber für mich offenbar genau das Richtige. Eine Freundin, die ebenfalls einiges ausprobieren musste, erzählte mir, dass sie damit sehr schlechte Erfahrungen gemacht hatte und es absetzen musste. Sie fand beispielsweise kein Medikament, das ihr half, sie war es nach fünf oder sechs Versuchen müde, weitere auszuprobieren. Ich hingegen konnte kaum glauben, wie sehr sich meine Lebensqualität verbesserte.

Was sonst noch helfen kann

Antidepressiva und Psychotherapie sind eine klassische Kombination bei bestimmten, gerade schwereren Verläufen. Bei vielen Betroffen reicht auch die Psychotherapie aus. Man kann selbst aber noch einiges tun, um sich zu stabilisieren, Symptome zu lindern oder neuerliche Schübe zu vermeiden oder abzufedern. Jede Ärztin, jeder Therapeut sagt vor allem eins: Treiben Sie Sport. Es ist ganz egal, was man tut, die Hauptsache ist, dass man sich bewegt. Da ich seit Schultagen eine erklärte Feindin jeder Form von Gruppen- und Gemeinschaftssport bin (andere Menschen, feste Trainingszeiten …), musste ich erst einige Zeit suchen, was zu mir passt, und ich probiere bis heute noch Verschiedenes durch, das man allein und möglichst zu Hause praktizieren kann. Ein wichtiges Ritual sind aber tägliche Spaziergänge. Es geht vor allem um körperliche Betätigung, nicht darum, für Olympia zu trainieren oder sich beim nächsten Stadtmarathon anzumelden. Es muss für einen selbst niedrigschwellig sein, damit man es auch wirklich regelmäßig macht. Alles andere führt nur zu neuerlicher Frustration und dem Gefühl, kläglich zu versagen. Wer Freude an

Ausdauersportarten hat: Herzlichen Glückwunsch! Diese gelten als eins der besten Mittel gegen Depressionen. Außerdem hilft Bewegung dabei, Stress abzubauen, und Stress ist bekanntlich ein hoher Risikofaktor bei Depressionspatient-*innen.

Es wird daher zu allem geraten, was der Stressbewältigung dient: Meditation, autogenes Training, progressive Muskelentspannung, Qigong, Tai-Chi, Pilates, Yoga … Auch in dieser Hinsicht muss jede Person selbst entscheiden, was zu ihr passt und was sie realistisch in Angriff nehmen kann.

Von Selbstmedikation mit Johanniskraut ist übrigens abzuraten. Da Johanniskraut durchaus Wirkung zeigen kann und dabei noch Nebenwirkungen hat, sollte immer Rücksprache mit dem behandelnden Fachpersonal gehalten werden. Zusammen mit Antidepressiva darf Johanniskraut beispielsweise nicht eingenommen werden.

Ein Behandlungsbaustein ist auch Licht. Üblicherweise wird die Lichttherapie bei der saisonal auftretenden Winterdepression eingesetzt, sie kann aber auch bei anderen Depressionsverläufen zur erfolgreichen Anwendung kommen.

In akuten Phasen und unter ärztlicher Aufsicht können auch Wachtherapien durchgeführt werden – so etwas sollte man keinesfalls auf eigene Faust versuchen. Bei sehr schweren, immer wiederkehrenden und mit nichts sonst therapierbaren Verläufen wird gelegentlich die Elektrokonvulsionstherapie empfohlen, die ebenfalls nur in einer Klinik und nach intensiver Aufklärung durchgeführt werden kann.

Ich denke, insgesamt ist es wichtig, die eigene Lebensweise zu überdenken, Verhaltensmuster zu erkennen und Dinge zu verändern, mit denen man sich nicht wohl fühlt. Vielleicht lohnt es sich, die Ernährung umzustellen. Vielleicht muss man lernen, nein zu dem zu sagen, was einem nicht guttut. Mehr auf sich selbst zu achten. Vielleicht hilft es, sich endlich ein Haustier anzuschaffen – Haustiere sollen übrigens wirklich einen positiven Einfluss auf depressive Menschen haben.

Darüber reden

Egal, wie populär das Thema Depression immer wieder in den Medien ist (besonders nach dem Suizid einer prominenten depressiven Person), egal, wie oft dazu aufgerufen wird, mehr Verständnis für psychische Erkrankungen aufzubringen – die Stigmatisierung ist noch immer sehr weit verbreitet. Berührungsängste, als handele es sich um ein ansteckendes Virus, sind an der Tagesordnung.

Ich entschied mich irgendwann für einen offenen Umgang. Es ist nicht das Erste, was ich Leuten auf die Nase binde, wenn ich sie kennenlerne. Aber sollte das Gespräch darauf kommen oder sollte ich die Notwendigkeit sehen, mich erklären zu müssen, spreche ich es an. Ich habe damit gute Erfahrungen gemacht und andere Menschen dazu gebracht, sich wiederum mir gegenüber zu öffnen. So konnte ich für mich ein kleines Netzwerk aus depressiven Personen aufbauen, mit denen ich mich bei Bedarf austauschen kann, die wissen, wovon ich rede, und Verständnis haben. Natürlich sind auch viele Nicht-Betroffene sehr zugewandt und unterstützend, vor allem, wenn sie bereits im engeren Bekannten- oder im Familienkreis Menschen mit Depressionen kennen. Letzten Endes sind mehr Personen betroffen, als man gemeinhin denkt.

Ich habe auch schlechte Erfahrungen gemacht, weil einige Menschen nicht nachvollziehen können, worum es geht. Der Freundes- und Bekanntenkreis ordnete sich neu, manche, von denen ich es niemals geglaubt hätte, zogen sich ohne weitere Worte zurück.

Darüber zu reden funktioniert erst richtig gut, wenn man selbst aufgehört hat, die Erkrankung – und damit ja auch sich – zu stigmatisieren. Seit ich sage und denke: »Andere Leute haben Rheuma oder Gastritis oder Diabetes, ich habe Depressionen«, funktioniert es für mich. So zu tun, als entspräche ich der gesellschaftlich akzeptierten Norm geistiger Gesundheit, frisst mehr Energie, als ich bereit bin aufzuwenden.

Die Erkrankung für mich zu akzeptieren hat mir übrigens auch im Umgang mit Therapeut*innen und Ärzt*innen enorm geholfen, weil es einen Unterschied macht: Die Haltung, die Depression sei eine Art Fremdkörper, den es zu entfernen gilt, den ich schnell abschütteln möchte, ohne dass er Spuren hinterlässt, ist zwar verständlich, geht in vielen Fällen aber an der Realität vorbei. Wenn ich akzeptiert habe, dass die Depression zu mir gehört und ich damit leben muss, gehe ich mit einem anderen Selbstbewusstsein in medizinische und therapeutische Gespräche. Dann dreht sich das Gespräch nicht mehr um diesen Fremdkörper, der da vermeintlich im Raum steht, sondern um mich als Patientin, als Mensch. Und letztlich hat nicht nur die medizinisch oder psychologisch ausgebildete Person, die mir gegenübersitzt, Fachwissen und Expertise. Ich selbst bin ebenfalls Expertin, nur aus einer anderen Perspektive. Und beide Blickwinkel müssen für eine funktionierende Behandlung zusammenspielen.

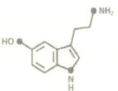

Exkurs: Depression und Krebs

Häufig hört man im Zusammenhang mit bestimmten physischen Erkrankungen: »Diese Person ist ja auch genau der Typ dafür!« Gerade während und nach meiner Krebserkrankung wurde ich oft damit konfrontiert – man fragte mich, ob ich meine Probleme zu sehr in mich hineingefressen hätte, das würde nämlich zu Krebs führen. Tatsächlich wurde in den 1980ern die Behauptung aufgestellt, es gebe so etwas wie eine »Krebspersönlichkeit«, und bis heute hält sich der Mythos, dass besonders Menschen mit Depressionen anfälliger seien für Krebs. Ich habe dazu den Psychotherapeuten und Psychoonkologen Andreas Leisdon befragt und wollte auch allgemein wissen, welche Rolle Depressionen bei seiner Arbeit mit Krebspatient*innen und ihren Angehörigen spielen.

Wie viel ist wirklich dran an der bis heute populären Behauptung, es gäbe so etwas wie eine »Krebspersönlichkeit«?
Kausal belegt werden konnte das bislang nicht. Mögliche Zusammenhänge zwischen Krebs und Depression lassen sich vielmehr indirekt erklären: Depressionen, psychische Probleme oder auch ganz allgemein »Stress« gehen oft mit ungünstigen Verhaltensweisen einher, die dann tatsächlich als

Risikofaktoren von Krebs in Betracht kommen: erhöhter Alkoholkonsum, Rauchen, mangelnde Bewegung, schlechte Ernährung.

Dass sich die Vorstellung von der Krebspersönlichkeit so wacker hält, steht für mich stellvertretend für die Hilflosigkeit vieler Betroffener und Angehöriger sowie für den Wunsch, die Krankheit begreifbarer und damit irgendwie erträglicher zu machen. Für viele Menschen sind derartige Hypothesen eher kontraproduktiv, da die Frage nach dem »Warum« häufig auch unmittelbar mit der Frage nach der persönlichen Schuld verbunden ist. Und wenn sich ein Mensch seine Krebserkrankung mit einer »Charakterschwäche« erklärt – oder schlimmer noch: es so erklärt bekommt –, kann das natürlich in der Psyche seine Spuren hinterlassen. So gesehen könnte man auch sagen, dass Krebs, oder wie wir uns Krebs erklären, eher zu Depressionen führen kann als umgekehrt.

Was ist die Aufgabe von Psychoonkolog*innen?
Psychoonkolog*innen begleiten Menschen, die von Krebs betroffen sind, sowie deren Angehörige und Freund*innen während des gesamten Krankheitsbewältigungsprozesses, sofern das gewünscht ist. Psychoonkolog*innen sind in der Regel Psycholog*innen oder Sozialpädagog*innen, die zusätzlich über eine psychoonkologische Spezialausbildung verfügen. Im Vordergrund stehen die Erhaltung und die Verbesserung der Lebensqualität. Das beinhaltet sowohl soziale Fragestellungen als auch die Reduzierung von psychischen Belastungen.

Etwa jede*r dritte Krebspatient*in entwickelt eine behandlungsbedürftige psychische Störung – z. B. eine Anpassungsstörung, eine Angsterkrankung oder eine Depression. Wenn das der Fall ist, ist es angeraten, eine*n Psychologische*n

Psychotherapeut*in aufzusuchen und eine Psychotherapie in Erwägung zu ziehen. Dazu gibt es speziell ausgebildete Therapeut*innen, die sich mit den besonderen Themen und Belastungen bei Krebs auskennen.

Oft geht es dabei auch um die Auseinandersetzung mit der eigenen Vergänglichkeit, was ich in meiner Arbeit als sehr berührend und erleichternd für die Betroffenen erlebe. Für viele wird die Krankheit sogar zu einem Wendepunkt in ihrem Leben, zu einem Anlass, bisherige Verhaltens- und Denkweisen kritisch zu hinterfragen und die Weichen neu zu stellen.

Warum müssen auch Angehörige von Depressiven manchmal betreut werden?
Krebs ist ein Thema, das in der Regel auch die unmittelbare Umgebung der Erkrankten betrifft. Vielen Angehörigen gelingt es sehr gut, damit umzugehen, und häufig schweißen die Herausforderungen, die es zu bewältigen gibt, Partner*innen, Familie oder Freund*innen enger zusammen. Ein Problem entsteht oft dann, wenn die Krebserkrankung zu einem Tabu wird, so dass Ängste und Sorgen nicht miteinander geteilt oder Lösungen nicht gemeinsam entwickelt werden können. Auf der anderen Seite kann es aber auch zum Problem werden, wenn zu viel über die Erkrankung gesprochen wird und es keine »Auszeiten« mehr gibt. Gerade die nahen Angehörigen befinden sich dabei mitunter in dem Dilemma, zum einen für die erkrankte Person da sein zu wollen, zum anderen aber auch auf sich selbst zu achten und der eigenen Belastung Raum zu geben. Bei diesen und ähnlichen Fragestellungen kann es sehr hilfreich sein, professionelle Hilfe in Anspruch zu nehmen.

Welche konkrete Rolle spielen Depressionen in der Psychoonkologie?

Eine Krebserkrankung, sei es die eigene oder die einer nahestehenden Person, kann zum einen verletzlich dafür machen, im Laufe des Lebens eine Depression zu entwickeln, zum anderen kann sie aber auch Auslöser für eine depressive Episode sein. Krebs bedeutet oft Verlust – von geliebten Menschen, der körperlichen Unversehrtheit oder Plänen, wie man sich das Leben vorgestellt hatte. Plötzlich rücken ganz neue Fragen in den Fokus, auf die man noch keine Antworten hat, und nicht selten geht dabei ein Stück Leichtigkeit verloren. Wenn sich daraus depressive Symptome entwickeln, sollte das ernst genommen und möglichst professionell behandelt werden. Wer keinen Antrieb hat, hat meist auch Probleme, zu den Nachsorgeuntersuchungen zu gehen, sich in Bewegung zu halten, sich um eine gesunde Ernährung zu kümmern oder das soziale Netzwerk zu pflegen. Allesamt Dinge, die nicht nur Einfluss auf das psychische Befinden, sondern auch auf den körperlichen Genesungsprozess haben.

Andreas Leisdon ist Diplom-Psychologe und Psychologischer Psychotherapeut. Ein besonderer Schwerpunkt seiner Praxis in Wandlitz liegt auf der Psychoonkologie.

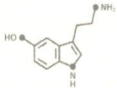

Von der Melancholie zur Depression

Ich kann nicht über die Depression schreiben, ohne die Melancholie zu betrachten. Depression als Diagnose bzw. als Name für eine Erkrankung ist noch nicht besonders alt. Der erste Arzt, der ›Depression‹ als Überbegriff benutzte und verschiedene Arten der *Melancholia* als depressive Zustände beschrieb, war – möglicherweise, da sind sich die Quellen etwas unsicher – der deutsche Psychiater Emil Kraepelin (1856–1926). Sigmund Freud benutzte in seinem Aufsatz »Trauer und Melancholie« 1917 den Begriff ›Depression‹ noch als Bezeichnung für ein psychiatrisches Symptom der Melancholie, wie es seit Mitte des 19. Jahrhundert üblich war. (Die Zeitgenossen Freud und Kraepelin hatten allerdings auch nicht viel füreinander übrig außer Hohn und Verachtung.)

Depression ist also der relativ neue Name für das, was man jahrhundertelang Melancholie nannte. Und zugleich ist Melancholie ein sehr viel weitreichenderes Konzept, das es von der Depression abzugrenzen gilt. Ich würde sagen: Es gibt die Melancholie ohne die Depression. Aber nicht umgekehrt.

Die Humorallehre, also das Konzept, der Mensch habe vier Lebenssäfte in sich (gelbe Galle, schwarze Galle, Blut und Schleim) und eine Erkrankung bedeute ein gestörtes Gleich-

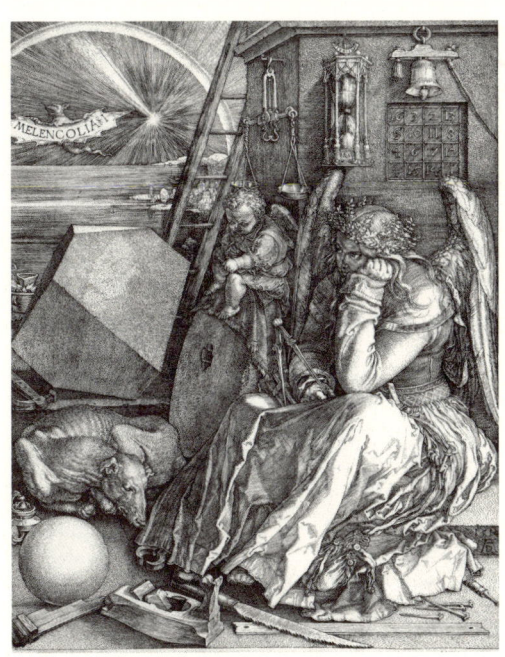

Albrecht Dürer,
Melencolia I,
Kupferstich, 1514.

gewicht dieser Säfte, geht auf Hippokrates oder eventuell noch weiter zurück, und man fand diese Theorie als Grundlage für die Medizin noch bis ins 19. Jahrhundert durchaus brauchbar. Wem ein Zuviel an schwarzer Galle ins Blut schwappte, der galt als Melancholiker, das Wort *melancholia* bedeutet nämlich genau das: Schwarzgalligkeit. Von Anfang an gehörten Ängste und Niedergeschlagenheit zum Krankheitsbild, besonders, wenn es dafür keine erkennbaren äußeren Anlässe gab. Allerdings war die Melancholie lange auch Sammelbegriff für alle möglichen Zustände wie geistige Verwirrtheit, Hirnhautent-

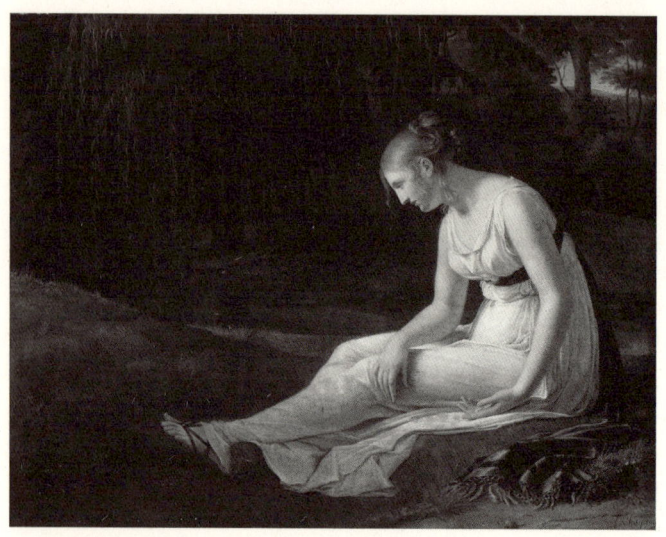

Constance Marie Charpentier, *Melancholie*, Öl auf Leinwand, 1801.

zündung, Delir, Epilepsie, Asthma, Migräne, Tremor, Lähmungen und einiges anderes. Gegen Ende des Mittelalters erfuhr die Definition eine Wandlung vom reinen Krankheitsbild hin zum Gefühlszustand.

Bleiben wir noch kurz im Mittelalter: In jener Zeit kam der Begriff *Acedia* auf, gelegentlich auch »Mönchskrankheit« genannt – ein Zustand, den wir heute mit Depression beschreiben würden. Damals galt er als Todsünde, weil er die Betroffenen daran hinderte, ihren Pflichten gegenüber Gott ordentlich nachzukommen, sie gar an ihm zweifeln ließ. Die Melancholie war nach diesem Verständnis die Versuchung des Teufels, der Gläubige musste sie wie eine Prüfung durchstehen. Während der Gegenreformation gingen Vertreter der katholischen Kirche gern auch so weit, sie als »Krankheit der Protestanten« zu bezeichnen.

Genie und Wahn

Man darf annehmen, dass es schon lange vor der Prägung des Melancholiebegriffs vor gut 2500 Jahren durch die Griechen des Altertums Menschen gab, die nach heutigem Verständnis depressiv waren. In der uns bekannten, weil durch Quellen überlieferten Geschichtsschreibung gibt es immer wieder Äußerungen über dunkle Seelenzustände, Trübsinn, exzessives Grübeln, tiefe Traurigkeit und anderes, was sich für die Ferndiagnose Depression eignet.

Im Mittelalter versuchte man, bestimmte Sternbilder (Waage, Skorpion, Schütze) mit der Melancholie in Verbindung zu bringen, in der Renaissance glaubte man an den Einfluss des Planeten Saturn auf Melancholiker. Anfang des 17. Jahrhunderts schrieb der bis dahin erfolglose Schriftsteller und im Beruf anglikanische Geistliche Robert Burton sein berühmtes Buch *Anatomie der Melancholie*, in dem er als Kur gesunde Ernährung, genug Schlaf, Musik, bedeutsame Arbeit und außerdem Gespräche mit einem Freund darüber vorschlägt.

Längst bevölkerten melancholisch-grüblerisch-suizidale Figuren wie Hamlet die Literatur, aber hohes Ansehen gewann die Melancholie in gewissen Kreisen erst, als sich Anhänger*innen der Romantik im 19. Jahrhundert auf die (heute dem Aristoteles-Schüler Theophrast zugeschriebene) Frage, warum wohl alle hervorragenden Männer der Antike Melancholiker waren, besannen. So entstand die Genieästhetik der Epo-

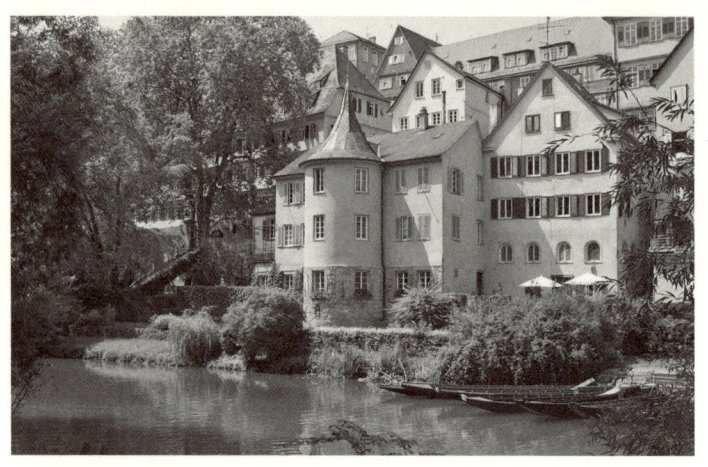

Der Hölderlinturm in Tübingen, in dem der psychisch erkrankte Dichter 36 Jahre lang lebte.

che. Auch Johann Wolfgang von Goethe soll unter depressiven Zuständen gelitten haben, besiegte diese aber – angeblich – durch emsiges kreatives Arbeiten. Es lassen sich zahlreiche Künstler*innen des 19. Jahrhunderts nennen, die depressive Phasen durchlebten, etwa der Komponist Robert Schumann oder der Dichter Friedrich Hölderlin, wobei man mittlerweile bei dem einen eher von einer bipolaren Erkrankung (und dem Einfluss der Syphilis), bei dem anderen von Schizophrenie ausgeht.

Genie und Wahnsinn liegen dicht beieinander, heißt es noch heute. Oder, um sich wieder in der Antike zu bedienen, wie Platon im *Phaidros* schrieb:

Wer aber ohne den Wahnsinn der Musen den Toren der Dichtkunst sich naht in der Meinung, seine Fertigkeit werde ja hinreichen, ihn zum Dichter zu machen, der bleibt ein Stümper, und seine verstandesmäßige Kunst wird völlig verdunkelt von der des im Wahnsinn Verzückten. (Phaidros 245a).

Die Frage nach dem Zusammenhang von Geisteskrankheit und Genialität, von Wahn und Wunder, stellt sich immer wieder so hartnäckig, dass es dankenswerterweise einige Studien zum Thema gibt. Tatsächlich leiden Künstler*innen aller Kunstrichtungen überdurchschnittlich häufig an psychischen Erkrankungen im Vergleich zur Gesamtbevölkerung. Die meisten psychischen Erkrankungen finden sich laut Erhebungen bei Schriftsteller*innen, unter ihnen sei fast die Hälfte betroffen. Die häufigste Erkrankung unter Kunstschaffenden ist die bipolare Störung, und umgekehrt betrachtet lässt sich feststellen: Menschen mit dieser Erkrankung wählen laut einer schwedischen Studie nicht nur überdurchschnittlich oft die Kunst, sondern auch häufiger als andere die Wissenschaft als Betätigungsfeld. Die Schizophrenie ist ebenfalls verstärkt in der Kunst vertreten (besonders bei der bildenden Kunst!), nicht aber in der Forschung. Die Repräsentanz dort liegt sogar unter dem Durchschnitt.

Und was ist mit den Depressiven? Werden sie auch lieber Künstler*innen? Werden sie nicht. Die Berufswahl depressiver Menschen ist enttäuschend normal, besagt die genannte Studie. Der Blick in den schwarzen Abgrund, das tiefe Grübeln, die nagende Hoffnungslosigkeit, all das mag zwar zu besonderen Einsichten führen, aber wer in einer depressiven Phase hängt, kann kaum arbeiten, und vielleicht fehlt im Leben

Historische und prominente Persönlichkeiten mit Depression

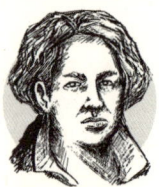

Francisco de Goya
(1746–1828)
Spanischer Maler

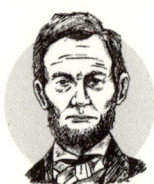

Abraham Lincoln
(1809–1865)
US-amerikanischer Präsident

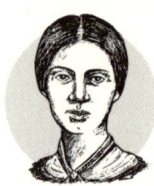

Emily Dickinson
(1830–1886)
US-amerikanische Lyrikerin

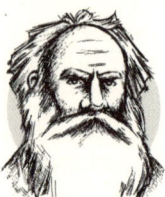

Leo Tolstoi
(1828–1910)
Russischer Schriftsteller

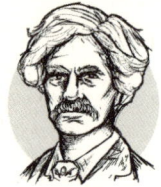

Mark Twain
(1835–1910)
US-amerikanischer Schriftsteller

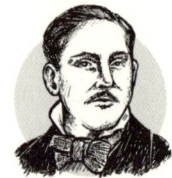

Arthur Rimbaud
(1854–1891)
Französischer Lyriker

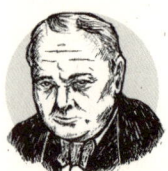

Winston Churchill
(1874–1965)
Britischer Premierminister

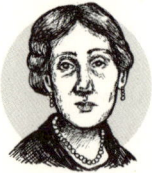

Virginia Woolf
(1882–1941)
Britische Schriftstellerin

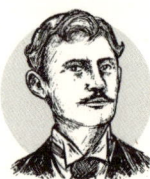

Edvard Munch
(1883–1944)
Norwegischer Maler

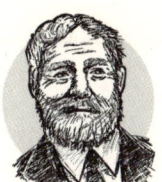

Ernest Hemingway
(1899–1961)
US-amerikanischer
Schriftsteller

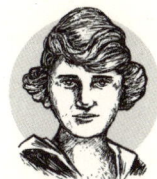

Zelda Fitzgerald
(1900–1948)
US-amerikanische Schriftstellerin,
Malerin und Tänzerin

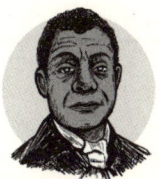

James Baldwin
(1924–1987)
US-amerikanischer
Schriftsteller

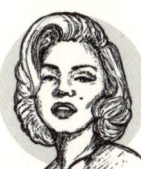

Marilyn Monroe
(1926–1962)
US-amerikanische Schauspielerin,
Sängerin und Model

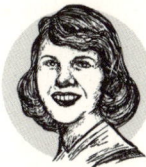

Sylvia Plath
(1932–1963)
US-amerikanische
Schriftstellerin

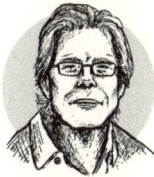

Stephen King
(1947–)
US-amerikanischer
Schriftsteller

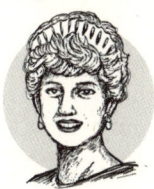

Prinzessin Diana
(1961–1997)
Britische Kronprinzessin

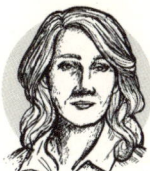

J. K. Rowling
(1965–)
Britische Schriftstellerin

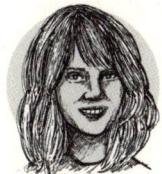

Halle Berry
(1966–)
US-amerikanische Schauspielerin

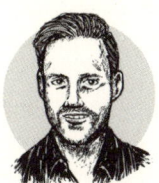

Sven Hannawald
(1974–)
Deutscher Skispringer

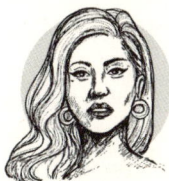

Lady Gaga
(1986–)
US-amerikanische Sängerin

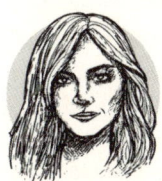

Cara Delevingne
(1992–)
Britische Schauspielerin

schlicht das manische Element, das den Ansporn dazu gibt, sich selbst überhaupt an so etwas wie eine kreative Tätigkeit heranzuwagen.

Im Zuge meiner Recherche stoße ich auf die damit verknüpfte Frage nach einer Verbindung von Erfolg und Depression: Sind erfolgreiche Menschen depressiver als andere? Ist ihre hohe Stressbelastung ein Auslöser? Bedenkt man die Verteilung von depressiven Erkrankungen in allen Bevölkerungsschichten und rechnet mit ein, dass zu den depressionsauslösenden Faktoren auch ein niedriger Bildungsabschluss und Armut zählen, lässt sich die Frage schnell beantworten. Dass eine alleinerziehende Mutter mit zwei Jobs im Niedriglohnsektor an einer Depression erkrankt, ist statistisch gesehen deutlich wahrscheinlicher als beim CEO eines international operierenden Unternehmens.

Die Erkrankung wird nur anders wahrgenommen. Macht ein erfolgreicher Mensch seine Depression öffentlich, wird mit Erstaunen oder Unverständnis reagiert: Diese Person hat doch alles und sollte glücklich sein! Oftmals ist es auch Häme, die den Reichen und Schönen entgegenschlägt: Sieh an, nicht mal die sind davor gefeit! Eine entsprechende Offenbarung einer prominenten Person sorgt kurzfristig dafür, dass das Thema Depression breit in den Medien diskutiert und davon gesprochen wird, man müsse nun endlich diese Erkrankung entstigmatisieren, ernster nehmen, offener darüber reden usw.

Trotzdem dauert es in vielen Regionen Deutschlands noch immer Monate, bis eine betroffene Person einen Therapieplatz bekommt. Dies ist umso dramatischer, als Depressive – quer durch alle Bevölkerungsschichten und unabhängig von Bildungsabschlüssen – häufiger zu Alkohol- und Drogenmissbrauch neigen, um die Symptome zu lindern, was wiederum zu einer Symptomverstärkung führt und die Bewältigung des Alltags noch schwieriger bis unmöglich macht.

Das melancholische Gemüt und die Schwarze Romantik

Während aus dem Krankheitsbild Melancholie das Krankheitsbild Depression wurde, ist uns der Begriff ›Melancholie‹ als Beschreibung eines Gemütszustands erhalten geblieben, der besonders in Kunst und Literatur der Schwarzen Romantik Anklang und Ausdruck fand. Unabhängig davon, wie die psychiatrische Diagnose der Künstler*innen lauten könnte, bietet ihr Werk künstlerische Darstellungen des Blicks in den Abgrund, der beim Publikum eine ganze Gefühlspalette von schmerzlicher Sehnsucht über wohligen Schauer bis hin zu blankem Entsetzen auslöst.

Zu den Themen und Motiven der Schwarzen Romantik, ähnlich wie bei der zeitgleich besonders in Großbritannien entstehenden *Gothic Novel*, zählen: dunkle Wälder, Höhlen, Schluchten und Berge, Nebel, Mondschein, die Nacht, düstere Gemäuer, Ruinen und Friedhöfe; alles, was als »das Böse« gilt, also auch Teufel, Gespenster, Dämonen und Hexen, aber auch Fabelwesen wie Feen und Elfen; Rausch und Wahnsinn; paraphile Erotik, Femmes fatales, schließlich auch Krankheit, Verfall und Tod. Die Liste ist mitnichten vollständig – darauf gehört ungefähr alles, was beunruhigt, alles, was morbide und makaber erscheint. Von den Landschaften eines Caspar David Friedrich bis zu den Kriegsbildern von Francisco de Goya, von den Märchenhexen der Brüder Grimm bis zu Edgar Allan Poes lebendig Begrabenen und Marquis de Sades Gewaltpornos reicht das Spektrum.

Horror, Fantasy, Steampunk, New Weird – viele literarische Genres der Gegenwart beziehen sich auf die Motive der Schwarzen Romantik. Moderne Horrorfilme und -serien bedienen sich bis heute dieser Motive. Ein Revival der Melancholie in der Musik gab es in den 1980ern mit dem Dark Wave.

Doch ungeachtet der Beliebtheit dieser künstlerischen Ausdrucksformen ist die melancholische Person selbst, auch ohne Depressionsdiagnose, in vielen sozialen Zusammenhängen nicht gern gesehen. Wer zu viel grübelt, hinterfragt am Ende auch zu viel. Wer stets trübsinnig für sich bleibt, ziert keine gesellige Runde. Sind solche Menschen brauchbare Mitglieder in einer Gesellschaft, die ständig in Bewegung ist, immer neue Reize bereithält, dauerproduktiv sein muss? Gleichzeitig hat die melancholische Außenseiterposition auch ihren Reiz, schon im Jugendalter, für diejenigen, die sich als nicht zugehörig empfinden oder die nicht wissen, wohin mit ihrem Weltschmerz. Sie finden Trost in dieser Kunst, fühlen sich verstanden von den Songtexten und der Literatur.

Die Überhöhung der Melancholie zu einer Lebensmaxime, wie sie beispielsweise der Literaturwissenschaftler und Philosoph Ulrich Horstmann zelebriert (er nennt sie die »schöne Kunst der Kopfhängerei« und grenzt sie zugleich deutlich von der Depression ab), ist eine Sache. Das Spiel mit der romantischen Todessehnsucht allerdings eine ganz andere. Die Melancholie als Gemütsverfassung lässt sich romantisieren, offenbar auch das Bild des psychisch kranken, genialen Künstlers oder der verrückten, radikalen Schriftstellerin. Die Depression als Krankheit nicht.

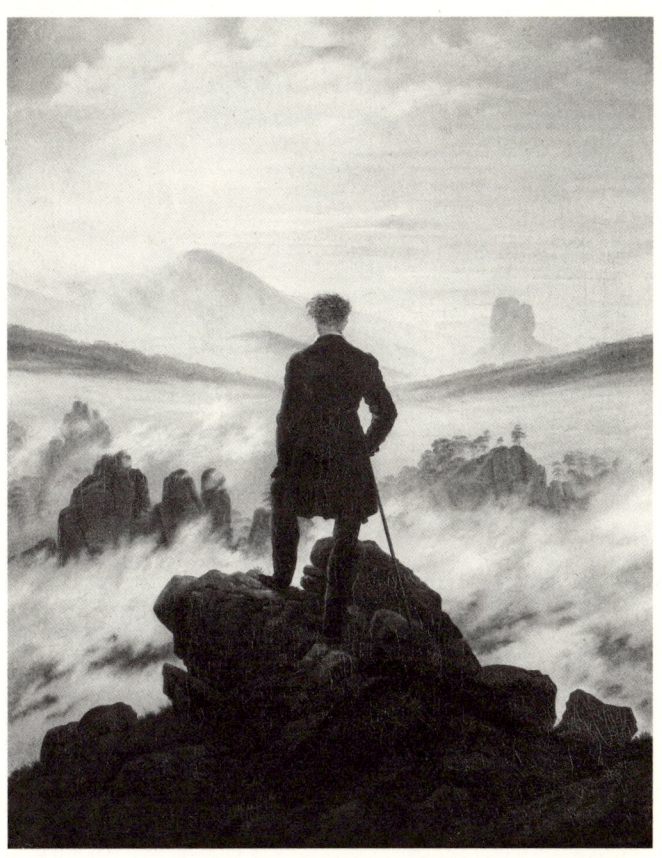

Caspar David Friedrich, *Wanderer über dem Nebelmeer*, Öl auf Leinwand, ca. 1817.

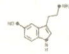

Todessehnsucht

Chris Cornell war der Sänger der Band Soundgarden. Er war noch in einigen anderen Bands, aber für mich war er vor allem der Sänger von Soundgarden. Einige seiner Songs gingen mir nicht aus dem Kopf. Da waren Songzeilen, die mich denken ließen: Ja, genau so! So fühle ich mich! Damals war ich noch keine zwanzig, aber doch schon etwas zu alt, um mir diese ganz bestimmten Texte herauszuschreiben und in mein Zimmer zu hängen. Ich tat es trotzdem.

Zu der Zeit wusste ich nicht, dass Cornell wie ich an Depressionen und Angstzuständen litt. Ich erfuhr erst davon, als er sich 2017 umbrachte. Ich dachte: Verdammt, er auch.

Wenige Wochen später starb Chester Bennington, der Sänger der Band Linkin Park. Auch er nahm sich das Leben. Auch er litt an Depressionen. Und auch in seiner Musik hatte ich teilweise etwas gespürt, das mir bekannt war. Ich dachte: Verdammt, noch einer.

Und dann dachte ich darüber nach, was es für mich bedeutete, wenn sich Menschen, die an derselben Krankheit gelitten hatten wie ich und altersmäßig nicht sehr weit von mir entfernt waren, einfach umbrachten. Auch wenn keine Depression so ist wie die andere, auch wenn bei diesen beiden Men-

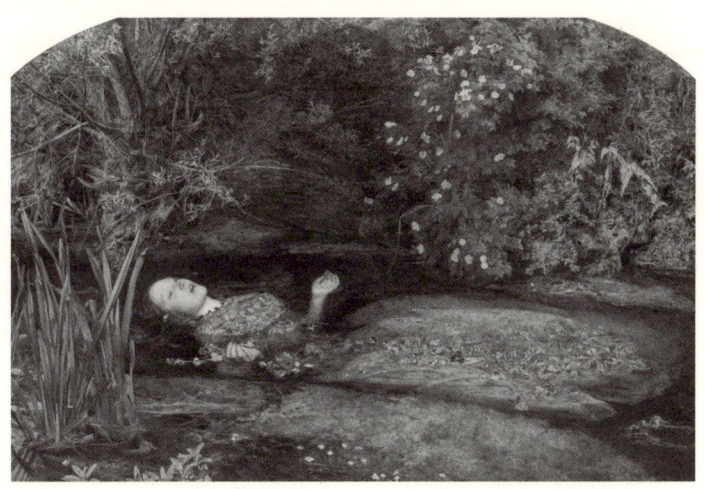

Sir John Everett Millais, *Ophelia*, Öl auf Leinwand, 1851/52.

schen sehr andere Lebensumstände vorlagen als bei mir. Ich stieß nach Cornells Tod im Internet auf ein paar Kommentare von trauernden und enttäuschten Fans. Ich las auch Aussagen wie: »Er hatte doch alles!« Und: »Warum tut er seiner Familie so etwas an? Konnte er sich nicht einfach zusammenreißen?« Hätte er es gekonnt, er hätte es getan. Er hatte sich zuvor jahrzehntelang zusammengerissen. Nach Benningtons Tod las ich gar nichts mehr nach.

Die meisten Menschen mit Depressionserfahrungen kennen auch Suizidgedanken. Aber ich kann nur für mich sprechen, wenn ich sage, dass ich froh über jedes einzelne Mal bin, bei dem ich diesen Gedanken nicht mehr Raum zugestanden, dem Gefühl nicht nachgegeben habe. Irgendwann war es vorbei, und es ging mir wieder besser. Das ist auch die Antwort auf die Frage, die oft gestellt wird: »Warum lässt man Menschen nicht einfach ihren Willen, wenn sie vorhaben, Selbstmord zu begehen?« In diesen dunkelschwarzen Momenten lügen einen der Geist und der Körper an, die Depression spricht und behauptet, es gäbe keinen anderen Ausweg, es würde nie mehr besser werden.

Es ist eine Lüge. In den wirklich allermeisten Fällen ist es eine Lüge.

Und trotzdem kennt man so viele Namen von Berühmtheiten, die sich das Leben genommen haben, etwa Virginia Woolf, Sylvia Plath, Marilyn Monroe … Die Presse ist dazu angehalten, nicht über die genaue Methode des Suizids zu berichten. Trotzdem verbreitet sich die Information bei Prominenten früher oder später doch irgendwie. Aus Angst vor Nachahmungen wird aber bei seriösen Medien davon abgesehen, Suizide zu beschreiben. Stattdessen wird die Nummer der Telefonseelsorge abgedruckt, zusammen mit einem Hinweis, sich bei depressiven Verstimmungen und Suizidgedanken Hilfe zu suchen. Man will den Werther-Effekt vermeiden.

Der Werther-Effekt ist nach Goethes berühmtem Protagonisten aus *Die Leiden des jungen Werther* benannt, dessen Selbstmord im 18. Jahrhundert einige Menschen dazu bewegt haben soll, sich ihrerseits das Leben zu nehmen. Gemeint ist damit, dass es nach der Presseberichterstattung über Suizide in der Regel zu Nachahmungen kommt. Studien bestätigen dies eindeutig. Der Einfluss fiktionaler Suizide auf tatsächliche Taten ist umstritten, wurde aber anlässlich der Ausstrahlung der Netflix-Serie *Tote Mädchen lügen nicht* noch einmal ausführlich diskutiert, was dazu führte, dass der in der ersten Staffel gezeigte Suizid entfernt wurde.

Eine Romantisierung und Überhöhung des Suizids kommt demnach für Menschen mit Suizidgedanken einer Aufforderung gleich, es ebenfalls zu tun. Nicht so gut, aber vielversprechend erforscht ist der Papageno-Effekt, bei dem das Gegenteil zum Tragen kommt: Wird medial darüber berichtet, wie Menschen Krisen bewältigen (wie Papageno in Wolfgang Amadeus Mozarts Oper *Die Zauberflöte*), sinkt die Suizidrate in den folgenden Wochen. Aufklärung und konstruktive Berichterstattung können folglich helfen, Menschenleben zu retten. Man würde sich mehr Reportagen und Berichte dieser Art wünschen.

Es gibt einen Irrglauben, der sich hartnäckig hält: »Wer von Selbstmord spricht, hat nicht vor, sich umzubringen.« Das stimmt nicht. Wer davon spricht, hat definitiv Probleme und will und braucht Hilfe.

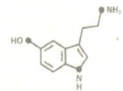

Mit der Depression leben

Depressionen sind eine lebensgefährliche Erkrankung, und doch werden sie von vielen nur als Befindlichkeit abgetan. Wie alle anderen psychischen Erkrankungen ist die Depression extrem stigmatisiert. Alles, was nicht der vermeintlichen psychischen Norm entspricht, ist an sich schon einmal schlecht. Die Betroffenen fallen privat wie auch bei der Arbeit aus, gelten als unzuverlässig und nicht gesellschaftsfähig.

Was soll ich sagen? Es stimmt ja auch. Unter Menschen zu sein und so tun zu müssen, als hätte man daran Freude, ist in einer dunkleren Phase Schwerstarbeit. Allein schon aus dem Haus zu gehen ist Schwerstarbeit. Da bleibt man lieber gleich zu Hause. Sich dazu aufzuraffen, einen Termin wahrzunehmen, erfordert unendlich viel Energie, die man gar nicht mehr hat. Arbeitsabläufe dauern sehr viel länger als üblich, auch alles, was sonst Routine war, zieht sich unendlich in die Läge, wenn es sich überhaupt noch bewältigen lässt. Deadlines verstreichen, als hätte es sie nie gegeben, weil man vor lauter Selbstzweifeln nicht weiterkommt.

Man muss für sich akzeptieren, dass es einfach so ist. Es wird auch wieder anders, aber bis dahin braucht man viel Geduld, und die Depression lässt nicht zu, dass man diese Wahr-

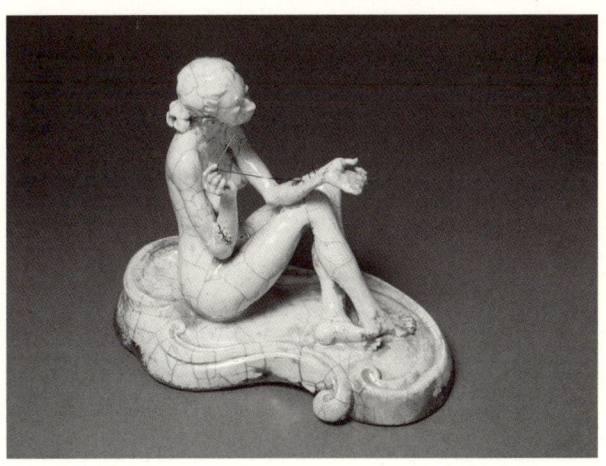

Justin Novak, *Disfigurine 46*, Keramik.

heit als solche erkennt. Wenn sie einen fest im Griff hat, kennt die Depression keine Zukunft, keine Besserung, dann bleibt alles im ausweglosen Jetzt und Hier. Es gibt den Blick zurück in eine Vergangenheit, die sich nicht mehr ändern lässt (und es sind nur die schlechten Erinnerungen, die in solchen Phasen wie durch ein Brennglas vergrößert vor einem auftauchen), aber nie den Blick nach vorn. Weil es dort nichts zu sehen gibt. Das berühmte Licht am Ende des Tunnels wird von der Depression geschluckt. Zu lernen, dass die eigenen Gedanken und Empfindungen während dieser Zeit schlichtweg lügen und betrügen, dass man sich auf sich selbst nicht verlassen darf, ist schwierig und dauert. Niemand ist in der Lage, einen Heilungsplan zu erstellen und zu sagen: In drei Wochen ist alles gut, dann können wir die Fäden ziehen.

Man braucht sehr viel Geduld.

Das Bild vom schwarzen Hund, das Churchill prägte, fand ich anfangs nicht besonders einleuchtend, weil es etwas Äußerliches beschrieb und ich meinen Zustand eher von innen betrachtete. Aber der schwarze Hund ist ein sehr gutes Bild, weil er einen ständig begleitet. Er ist immer da, manchmal macht er Ärger, manchmal hält er sich im Hintergrund, aber er ist eben immer da. Und vor allem: Man muss sich um ihn kümmern. Versucht man, ihn zu verscheuchen, wird er richtig böse. Man muss ihn aufnehmen und sich mit ihm arrangieren und sagen: Der Hund gehört jetzt zu mir. Und so, wie der Hund dafür sorgt, dass man manchmal nicht hereingelassen wird oder andere Leute die Nase rümpfen, sich sogar beschweren, steht man auch da mit dem Stigma der Depression.

Ein Psychotherapeut erzählte mir, dass viele Menschen, bei denen eine Depression diagnostiziert wird, Angst davor haben, ihr*e Arbeitgeber*in könne davon erfahren. Deshalb wollen sie nicht, dass der Begriff irgendwo schriftlich festgehalten wird. »Können Sie nicht wenigstens Burnout schreiben?«, heiße es oft. So ein Burnout, das klingt gleich ganz anders. Als hätte man an beiden Enden gebrannt. Als hätte man alles gegeben und sich so richtig verausgabt. Nur, dass Burnout keine anerkannte Krankheit ist und auch im neuen ICD-11 weiterhin lediglich als gesundheitsbeeinflussender Faktor geführt wird. Aber es klingt nun mal besser als Depression.

Stigmatisierung geht mit Unwissen und dem Hang zur Vereinfachung einher, sie führt dazu, dass die Menschen mit dem Stigma ausgegrenzt werden. Sie bewirkt aber auch, dass sich alle anderen in Sicherheit wiegen können, weil sie zu den Normalen gehören. Klare Grenzen, klare Aufteilung. Was nach außen hin so aussieht, als wolle man eine Brücke für den depressiven Menschen bauen, fühlt sich für die betroffene Person wie eine Bestrafung an: Wenn sie nicht über diese Brücke gehen kann, wird sie endgültig ausgegrenzt und fühlt sich noch unzulänglicher.

Man will schließlich nicht so jemand sein, jemand, der irre ist. Körperliche Gebrechen lassen sich meistens irgendwie reparieren, aber der Kopf? Das Hirn? Die Psyche? Und dann auch noch so etwas Wehleidiges wie eine Depression? Wenn uns der Gedanken wie die Welt um uns herum mit unserer Diagnose umgehen könnte, schon solchen Schrecken einjagt, wie sollen wir dann selbst damit klarkommen?

Es erfordert also ein Umdenken, ein neues Selbstbild, um diese Erkrankung voll und ganz für sich zu akzeptieren. Schritt für Schritt. Sagte ich schon, dass man richtig viel Geduld braucht? Vor allem mit sich selbst. Man muss sich eine Menge verzeihen können.

Diese Geduld brauchen auch Angehörige und befreundete Personen. Eine Depression kann man von außen nicht sehen und schon gar nicht nachempfinden. Dabei ist es wichtig zu verstehen: Auch die schönsten Lebensumstände helfen nicht. Die Depression macht nicht vor einer großzügigen Wohnung, einer perfekten Beziehung, einem Traumjob oder einem gefüllten Konto halt. Es ist ihr egal, ob jemand Erfolg hat oder in den Augen anderer ein glücklicher Mensch sein müsste. Gerade nach Suiziden prominenter Betroffener hört und liest man oft: Aber die Person hatte doch alles! Auch werden häufig Anschuldigungen erhoben: Wie kann man so verantwortungslos sein, er/sie hatte doch Familie/Kinder/Fans, da muss man sich doch zusammenreißen und ein Vorbild sein! Natürlich hat man nicht mitbekommen, was zuvor geschah, weil man diese Personen nur aus den Medien kannte. Aber selbst, wenn man Betroffene persönlich kennt und Tag für Tag sieht – die Depression bleibt unsichtbar. Die Qualen, die sich in den Betroffenen abspielen, die endlos kreisenden Gedanken, die wütenden Ängste, die alles erfassende Unruhe, die bodenlose Leere.

Wer Betroffenen helfen will, braucht Zeit und Kraft, vor allem viel Akzeptanz und möglicherweise selbst auch Unterstützung. Ich erinnere mich immer wieder daran, wie ein Arzt einmal in einem anderen Zusammenhang sagte: Wenn jemand schwer krank ist, hat man nie nur einen Patienten, der Partner ist auch immer mitbetroffen. Dies gilt für alle schweren Erkrankungen. Auch für die Depression. Wer einer betroffenen Person nahesteht und sich um sie kümmern will, muss so einiges lernen und eine Menge ertragen können.

Es ist verlockend, Dinge zu sagen wie:

- Jetzt reiß dich mal zusammen.
- Geh doch mal raus, das Wetter ist so schön!
- So schwer ist das auch wieder nicht.
- Du hast doch alles im Leben!
- Das hat dir früher aber immer Spaß gemacht!
- Na komm, ab unter die Dusche, dann sieht alles gleich ganz anders aus.
- Du musst was essen, dann geht's dir besser!
- Sport soll ja helfen.
- Es ist völlig normal, dass man mal einen schlechten Tag hat!
- Leg dich früher ins Bett, dann schläfst du besser.
- Denk einfach an was Schönes!

Und ja, Sport hilft, rausgehen in die Sonne ist prima, zusammenreißen wäre super. Nur, dass es oft schlicht nicht möglich ist. In solchen Momenten sagt man einer Person, die mit zwei

> **Wie man depressiven Menschen
> Gutes tun kann:**
>
> ◆ Geduld haben
> ◆ Verständnis zeigen
> ◆ Hilfe anbieten (nicht aufdrängen!)
> ◆ Zuhören
> ◆ Mut machen für die kleinen Schritte
> ◆ Sich informieren
> ◆ Ihre Erfahrungen ernst nehmen
> ◆ Und noch mehr Geduld haben

gebrochenen Beinen im Rollstuhl sitzt, sie möge doch einfach die Treppe nehmen, wie alle anderen auch, denn Treppensteigen ist gesund!

Ja, ist es. Und irgendwann geht es auch wieder mit dem Treppensteigen. Nur gerade jetzt nicht. Und schon gar nicht einfach so. Wie bei jeder Erkrankung ist es wichtig, der betroffenen Person praktische Hilfe anzubieten. Zuzuhören. Zu zeigen, dass man da ist und Verständnis hat. Es ist ein Unterschied, ob man sagt: »Ich kann dich einfach nicht verstehen, es ist doch alles gut.« Oder: »Ich kann dich vielleicht nicht verstehen, aber ich höre dir zu und bin für dich da.«

Es ist falsch, die betroffene Person unter Druck zu setzen, sie hat ohnehin schon ein schlechtes Gewissen. Sie glaubt, für alle eine Belastung zu sein. Sie glaubt außerdem, ihre Erkrankung sei es nicht wirklich wert, behandelt zu werden – weil sie die Schuld bei sich selbst sucht. Sie will sich ja zusammenreißen, will, dass es vorbei ist und sich niemand mehr sorgen oder kümmern muss. Vieles davon mag in der Depression begründet liegen und zum Krankheitsbild gehören. Lässt sich das für die betroffene Person jedoch trennen von dem Wissen um die Stigmatisierung der Krankheit? Wie schädlich ist der gesellschaftliche Druck, »normal« zu sein? Die gesellschaftliche Übereinkunft, psychische Erkrankungen seien ein ganz besonders schwerer Makel?

Wir leben in einer leistungsorientierten Gesellschaft. In der Schule brauchen wir gute Noten, seit einiger Zeit gilt fast nur noch das Abitur als akzeptabler Schulabschluss. Das Ansehen einer soliden Ausbildung ist stark gesunken, man sollte schon studieren, um erfolgreich zu sein. Erfolg wiederum wird ausschließlich materiell bemessen. Wohlbefinden, Glück, Zufriedenheit spielen keine Rolle, wenn sie nicht anhand bestimmter Kriterien wie Status und Besitz messbar sind.

Gesundheit ist heute so wichtig wie nie zuvor in der Menschheitsgeschichte – nicht im Sinne des unmittelbaren Überlebens, sondern zur Vorbeugung möglicher Gefahren. Es gehört eben zur Norm, gesund zu sein. Weil ein sozialer Druck herrscht, die eigene Gesundheit stets zu optimieren. Wer seine Gesundheitsdaten nicht innerhalb gewisser Parameter hält, gibt sich nicht genügend Mühe, ernährt sich nicht gut genug, treibt nicht genügend Sport. Andersherum bedeutet diese Einstellung: Wer erkrankt, hat etwas falsch gemacht. Die vielfältigen Angebote, sich selbst bestmöglich in Schuss zu halten, wurden offenbar ausgeschlagen. Selbst schuld. Der erkrankte Mensch kann nicht mehr die Leistungen erbringen, die von jedem eingefordert werden, der Teil dieser Leistungsgesellschaft sein will. Eine Teilnahme am sozialen Leben wird ihm zunehmend erschwert, es folgt die gesellschaftliche Ausgrenzung, die wiederum häufig direkt in die Depression führt.

Während vorübergehende Erkrankungen noch akzeptiert werden können, weil der Mensch – im Privaten wie im Beruflichen – anschließend wieder einsatzfähig ist, bleibt das Verständnis für chronische Verläufe häufig auf der Strecke. Das mag zum Teil daran liegen, dass das Vertrauen in Medizin und Forschung so groß ist und daher die Meinung vorherrscht, es müsse für fast alles eine Heilung geben. Oft fehlt aber auch nur das Verständnis dafür, warum sich eine Person so lange mit einer Krankheit herumschlägt. Ob da mehr dahintersteckt? Gibt sie sich nicht genug Mühe? Nimmt sie die Therapien nicht richtig an? Der verbreitete Denkmechanismus, jeder Schaden müsse doch auch zu beheben sein, sonst handele es sich um einen Totalausfall, besagt auch: Eine Abweichung von der Gesundheitsnorm wird grundsätzlich als Schaden angesehen.

Ich fand es sehr inspirierend, als mir meine Verhaltenstherapeutin sagte: »Wenn Sie selbst der Meinung sind, dass Ihr Leben beeinträchtigt ist, müssen wir uns darum kümmern.« Wir sprachen über diverse Phobien, und ich wollte wissen, ob wir diese nun der Reihe nach wegtherapieren würden. Ihre Aussage half mir, mich mit meinen vermeintlichen Absonderlichkeiten anzufreunden und deutlich besser damit zu leben. Was sie mir nämlich eigentlich gesagt hatte, war: Ich darf anders sein. Ich darf etwas in mir haben, das nicht der Norm entspricht. Und ich darf entscheiden, ob es mich stört.

Interessanterweise gilt diese gesundheitliche und psychische Norm vor allem für diejenigen, die es sich theoretisch leisten können, ihr zu genügen. Wer in Armut lebt, ist anfälliger für Erkrankungen, vor allem auch für Depressionen. Wird bei depressiven Menschen aus gehobeneren Schichten der Vorwurf laut, sie würden wohl nicht erkennen, wie gut sie es haben, so winkt man bei depressiven Personen aus prekären Umständen ab und sagt: Kein Wunder, so wie die leben. In beiden Fällen herrscht Unverständnis für die Erkrankung als solche vor, aber der Unterschied in der Bewertung ist eklatant und zeigt, woran Glück und Wohlbefinden im gesamtgesellschaftlichen Kontext gekoppelt sind: an die makellose Oberfläche.

Das Absurde bei vielen psychischen Erkrankungen ist ja gerade, dass die Betroffenen, die als nicht gesellschaftsfähig gelten, von ebendieser Gesellschaft dazu gemacht wurden. Nicht nur der Stress, immer Höchstleistungen bringen und reibungslos funktionieren zu müssen, kann bei bestimmten dafür anfälligen Personen zu einer Erkrankung führen. Auch der Druck, einem bestimmten Bild entsprechen zu sollen, das nicht mit den eigenen Wünschen übereinstimmt, kann solche Folgen haben. Wer seine Homosexualität in der heteronormativen Gesellschaft verstecken muss, wird leichter depressiv. Frauen, die nicht dem vorherrschenden Schönheitsideal ihrer Zeit entsprechen und deshalb harsch kritisiert oder ausgegrenzt werden, entwickeln schneller eine Depression. Männer, die dem Männlichkeitsbild im Patriarchat nicht gerecht werden oder sich bei dem Versuch, ihm zu entsprechen, überfordert fühlen, neigen zur Depression. Menschen, die aufgrund ihrer Herkunft oder Hautfarbe immer wieder um Anerkennung und gegen Ausgrenzung kämpfen müssen, sind schneller depressiv.

Kurz: Die Gesellschaft bestimmt nicht nur, wer dazugehört. Die Gesellschaft sortiert auch vor, wer schneller als andere erkrankt.

Im privaten Rahmen kann dies eintreten, wenn man beispielsweise den Wünschen der Eltern gerecht werden will (die sich wiederum auch an gesellschaftlichen Ansprüchen orientieren) und dabei die eigene Persönlichkeit beiseiteschiebt. Ich habe einige Betroffene kennengelernt, die darunter litten, den Betrieb der Eltern übernommen zu haben. Oder die ein bestimmtes Studium wählten, um es den Eltern recht zu machen, wodurch sie Jahre und Jahrzehnte in einem Job feststeckten, der sie unglücklich machte.

Es wird viel von Selbstverwirklichung und Selbstfindung gesprochen, und doch dienen die damit verbundenen Erwartungen häufig nur dazu, Druck aufzubauen. Am Ende der Selbstverwirklichung muss etwas Großes, Schönes stehen. Wer sagt: »Ich will einfach nur in der Eckkneipe kellnern, dann bin ich glücklich und zufrieden«, hat schon verloren. Ein eigenes Restaurant in traumhafter Lage sollte man schon mindestens betreiben. Das Konzept der Selbstfindung soll die Menschen vordergründig zufriedener und glücklicher machen, häufig aber im Grunde nur: erfolgreicher. Sie sollen studieren und sich fortbilden und auf Instagram berichten wollen, wie sie ihren Weg gemacht haben. Spektakulär muss es sein. Endlich die Traumfigur, tolle Kleider und super Partys.

Dabei müsste es viel mehr darum gehen, in sich hineinzuhorchen und herauszufinden, was die eigenen Ansprüche und Wünsche sind. Oft ist das nicht sehr spektakulär, warum auch. Endlich zufrieden mit dem Körper sein, den Lieblingssweater anziehen und ein Buch lesen. Und Instagram nur öffnen, wenn man Lust dazu hat und einem die Likes egal sind.

Stichwort Social Media: Auch dort unterwerfen sich viele User einer Norm, die sich an den Followerzahlen bemisst. Viele Likes bedeuten viel Zustimmung, also eine hohe gesamtgesellschaftliche oder von der Peergroup ausgehende Akzeptanz. Wieder fehlt der Raum für individuelle Abweichungen von der dort gesetzten Norm bzw. muss dieser Raum, die eigene Norm erst definiert und gefunden werden.

Wie schön wäre eine klassenlose Gesellschaft, in der alle gleich behandelt werden und dazugehören und trotzdem so leben könnten, wie es sich für sie gut anfühlt. Aber allein schon der Umstand, dass ausgerechnet wird, welcher volkswirtschaftliche Schaden durch eine Krankheit entsteht, durch diese Erkrankung, für die man selbst gar nichts kann, wirkt wie eine Anklage. Im Vordergrund steht das Geld, nicht die Sorge um die Personen, die betroffen sind. Noch der Aufruf, diesen Menschen zu helfen, beruht auf dem Wunsch, Kosten einzudämmen, und nicht auf der Hoffnung, wirklich etwas zu bewegen. Die Forderung darf nicht lauten: »Tut etwas gegen Depressionen, damit diese Menschen wieder richtig arbeiten können.« Ist ein Mensch etwa nur dann ein brauchbares Mitglied der Gesellschaft, wenn er arbeitsfähig ist und Steuern zahlen kann?

Der britische Journalist Johann Hari, selbst ein Betroffener, sprach für sein Buch *Der Welt nicht mehr verbunden* mit Dr. Robert Anda, einem Epidemiologen der US-amerikanischen CDC (*Centers for Disease Control and Prevention*), der über belastende Kindheitserfahrungen forscht. Anda sagte ihm, man müsse aufhören, Menschen, die zu selbstzerstörerischem Verhalten neigen, zu fragen, was mit ihnen nicht stimme. Man solle sie lieber fragen, was ihnen zugestoßen sei.

Ich weiß noch genau, wie ich mich fühlte, wenn mir wohlmeinende Menschen Selbsthilferatgeber mitbrachten, die alle sinngemäß Titel trugen wie »Depressionen überwinden und ein glücklicherer Mensch werden!« (Natürlich hießen sie ganz anders. Aber nicht sehr anders.) Ich spürte diesen Druck, jede einzelne Seite lesen zu müssen, um anschließend genau zu wissen: Das muss ich also tun, dann bin ich wieder gesund.

Mit Selbsthilferatgebern ist es vermutlich so wie mit Therapeut*innen: Man versteht sich nicht mit allen gleich gut. Und weil jede Depression anders verläuft, kann keine Person Ratschläge geben, die immer allen gleichermaßen helfen. Das wusste ich damals noch nicht. Ich las ein paar dieser Ratgeber und wurde mit jedem zugleich wütender und verzweifelter. Dabei waren die Geschichten recht unterschiedlich: Eine Frau fand zu Gott, die nächste wurde Marathonläuferin, wieder eine andere stellte einfach ihre Ernährung um … Aber eines war immer gleich: Am Ende waren sie alle geheilt und lebten so glücklich wie nie zuvor, denn sie waren um eine wichtige Erfahrung reicher geworden!

Noch etwas anderes ähnelte sich bei diesen Berichten: Alle Autor*innen waren bis zu ihrer ersten depressiven Episode im Erwachsenenalter glücklich und zufrieden durchs Leben geschwebt. Das war ich nie. Es kam mir vor, als schrieben sie in diesen Ratgebern von einer anderen Krankheit. Und ja, es handelt sich um eine andere Form der Depression. Ich sortierte alle diese Ratgeber dezent aus. Andere Menschen würden sich darüber freuen. Für mich fand ich andere Bücher, andere Gespräche, andere Formen des Umgangs damit.

Eine andere Normalität habe ich gefunden, nämlich meine eigene. Ich behaupte nicht, dass heute alles gut ist, das wäre gelogen. Aber es ist besser, seit ich akzeptiert habe, dass es viele sehr unterschiedliche Faktoren gibt, die mich verletzlicher und anfälliger für depressive Phasen machen. Dass die Depression ein Teil von mir ist und vor allem, dass ich mich nicht dafür schämen muss. Normalität, so heißt es in einem psychologischen Wörterbuch, bedeutet »erwünschtes, akzeptables, gesundes, förderungswürdiges Verhalten«. Wer definiert all diese Begriffe? Und für wen soll mein Verhalten erwünscht und akzeptabel und gesund und förderungswürdig sein? Nur für andere? Doch wohl vor allem auch für mich.

Ich arbeite dran.

Informationen für Betroffene

- Deutsche DepressionsLiga e. V.: depressionsliga.de
- Stiftung Deutsche Depressionshilfe: deutsche-depressionshilfe.de
- Freunde fürs Leben (Informationen für Jugendliche und junge Erwachsene bei Depressionen und Suizidgedanken): frnd.de

Notfalltelefon der Telefonseelsorge

0800 / 111 0 111 (immer erreichbar)
telefonseelsorge.de

zu wissen: Das muss ich also tun, dann bin ich wieder gesund.

Mit Selbsthilferatgebern ist es vermutlich so wie mit Therapeut*innen: Man versteht sich nicht mit allen gleich gut. Und weil jede Depression anders verläuft, kann keine Person Ratschläge geben, die immer allen gleichermaßen helfen. Das wusste ich damals noch nicht. Ich las ein paar dieser Ratgeber und wurde mit jedem zugleich wütender und verzweifelter. Dabei waren die Geschichten recht unterschiedlich: Eine Frau fand zu Gott, die nächste wurde Marathonläuferin, wieder eine andere stellte einfach ihre Ernährung um … Aber eines war immer gleich: Am Ende waren sie alle geheilt und lebten so glücklich wie nie zuvor, denn sie waren um eine wichtige Erfahrung reicher geworden!

Noch etwas anderes ähnelte sich bei diesen Berichten: Alle Autor*innen waren bis zu ihrer ersten depressiven Episode im Erwachsenenalter glücklich und zufrieden durchs Leben geschwebt. Das war ich nie. Es kam mir vor, als schrieben sie in diesen Ratgebern von einer anderen Krankheit. Und ja, es handelt sich um eine andere Form der Depression. Ich sortierte alle diese Ratgeber dezent aus. Andere Menschen würden sich darüber freuen. Für mich fand ich andere Bücher, andere Gespräche, andere Formen des Umgangs damit.

Eine andere Normalität habe ich gefunden, nämlich meine eigene. Ich behaupte nicht, dass heute alles gut ist, das wäre gelogen. Aber es ist besser, seit ich akzeptiert habe, dass es viele sehr unterschiedliche Faktoren gibt, die mich verletzlicher und anfälliger für depressive Phasen machen. Dass die Depression ein Teil von mir ist und vor allem, dass ich mich nicht dafür schämen muss. Normalität, so heißt es in einem psychologischen Wörterbuch, bedeutet »erwünschtes, akzeptables, gesundes, förderungswürdiges Verhalten«. Wer definiert all diese Begriffe? Und für wen soll mein Verhalten erwünscht und akzeptabel und gesund und förderungswürdig sein? Nur für andere? Doch wohl vor allem auch für mich.

Ich arbeite dran.

Informationen für Betroffene

- Deutsche DepressionsLiga e. V.:
  depressionsliga.de
- Stiftung Deutsche Depressionshilfe:
  deutsche-depressionshilfe.de
- Freunde fürs Leben (Informationen für Jugendliche und junge Erwachsene bei Depressionen und Suizidgedanken):
  frnd.de

Notfalltelefon der Telefonseelsorge

0800 / 111 0 111 (immer erreichbar)
telefonseelsorge.de

Lektüretipps

Cabanas, Edgar / Illouz, Eva: Das Glücksdiktat – Und wie es unser Leben beherrscht. Übers. von Michael Adrian. Berlin 2013.

Durante, Ambra: Black Box Blues. Göttingen 2020.

Haig, Matt: Ziemlich gute Gründe, am Leben zu bleiben. Übers. von Sophie Zeitz. München 2016.

Hari, Johann: Der Welt nicht mehr verbunden: Die wahren Ursachen von Depressionen – und unerwartete Lösungen. Übers. von Sonja Schuhmacher, Barbara Steckhan und Gabriele Gockel. Hamburg 2019.

Hegerl, Ulrich / Niescken, Svenja: Depressionen bewältigen: Die Lebensfreude wiederfinden. Stuttgart 2013.

Johnstone, Matthew: Mein schwarzer Hund: Wie ich meine Depression an die Leine legte. Übers. von Thomas Lindquist. München 2008.

Maack, Benjamin: Wenn das noch geht, kann es nicht so schlimm sein. Berlin 2020.

Merkin, Daphne: Mein fremdes Ich: Eine Abrechnung mit der Depression. Übers. von Daniel Schreiber. Berlin 2018.

Plath, Sylvia: Die Glasglocke. Übers. von Reinhard Kaiser. Berlin 2013. (Erstveröffentlichung 1963.)

Raether, Till: Bin ich schon depressiv, oder ist das noch das Leben? Hamburg 2021.

Seelig, Jana: Minusgefühle. Mein Leben zwischen Hell und Dunkel. München 2015.

Solomon, Andrew: Saturns Schatten: Die dunklen Welten der Depression. Übers. von Gabriele Gockel, Hans Günter Holl und Gerlinde Schermer-Rauwolf. Frankfurt a. M. 2003.

Strauß, Sandra / Schwarwel (Hrsg.): Nicht gesellschaftsfähig: Alltag mit psychischen Belastungen. Leipzig 2021.

Weßling, Kathrin: Drüberleben – Depressionen sind doch kein Grund, traurig zu sein. München 2012.

Für mehr Informationen zur 100-Seiten-Reihe:
www.reclam.de/100Seiten